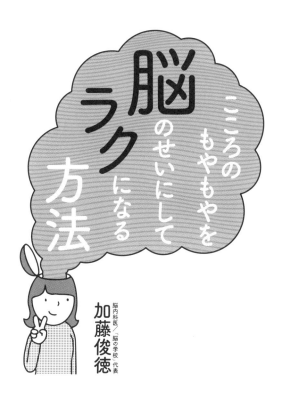

こころのもやもやを脳のせいにしてラクになる方法

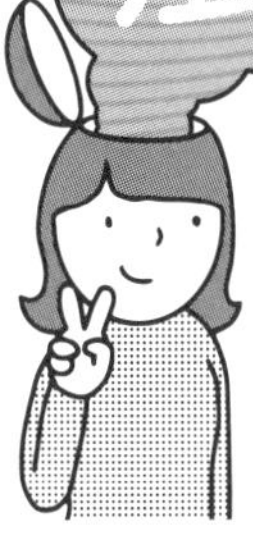

脳内科医／「脳の学校」代表
加藤俊徳

WAVE出版

はじめに

この本は、「心の悩み」を根本的に解消したい人のために書きました。

・ちょっとしたことで不安になる
・何をしても自分に自信が持てない
・コミュニケーション能力がない
・いざやろうとしてもぐずぐずしてしまう

そんな自分を変えたいと思っていたら、この本は役に立つでしょう。紹介する方法もとても簡単なものです。ただ、心を癒すための本ではありません。一時的に気持ちがラクになるのではなく、根本的に悩まなくなるための本です。

心を変えるのは大変なこと。それよりもずっと簡単で、悩みを根本的に解決できる方法があります。

では、悩みができたとき、あなたは何をしますか？

友人と会って話したり、買い物で気分転換したり、仕事を休んでみたり、リフレッシュして気持ちを切り替える。

もしくは根本的に自分を変えようと、心理学の本や占いに頼る人もいるでしょう。自分にはどんな傾向があって、これからどうすればいいのかなど、ヒントをもらえるかもしれません。


でも、気づいたらまた悩んでいませんか？


友人と話してスッキリしても時間が経てばまたもやもやしたり、心理学の本を読んで実践しても長く続かなかったり……。

心を入れ替えて自分が変わったつもりでいても、その効果は一時的なもの。つまり、**「何もしていない」のと同じこと**なのです。少しショックかもしれませんが、その方法を続けていても、本当の意味で悩みは解消しません。

実はこの「気づき」が、もやもやから抜け出す大きな一歩になります。

ほとんどの人が「何もしていない」のは、自分が何に悩んでいるのかわからないからです。

「自分の悩みくらいわかっている」と思うかもしれませんが、もう一度考えてみてください。自分が今、何について、どう悩んでいるか、はっきり言語化できますか？

「ずっと不安が消えない」「自己肯定感が低い」「モチベーションがない」など言葉にしてみると、自分の悩みが曖昧なことに気がつくはず。

これは、心に問題があると思っているからです。

心とはとらえどころのないものです。

もちろん、心理学の視点で自分を変えていくこともできると思います。ただ曖昧なものをとらえるのは簡単ではありません。それよりも簡単で、わかりやすい方法があります。

それは、**心の悩みをすべて脳に置き換えてしまうこと**です。

そもそも何かを感じるのも、考えるのも脳です。心の動きととらえているものも、元をたどれば脳の動き。つまり、悩みを生み出しているのも脳なのです。

そして、脳は目で見ることができます。

私は脳内科医として1万人以上の脳を臨床現場で診断・治療しながら、脳科学者として脳の働きを研究し続けてきました。その中で、脳の働きを計測し、可視化する国際特許技術を開発しました。それによって、脳を見るだけでその人の性格から、思考パターン、得意・不得意まで、丸裸にすることが可能になったのです。

逆に言えば、**その人の心の悩みから、脳で何が起きているのかもわかります**。つまり、心の悩みを脳の動きに置き換えることができるのです。

脳の動きに置き換えれば、あとは脳の動かし方を変えるだけです。

難しく聞こえるかもしれませんが、脳はちょっと刺激するだけで成長します。例えばいつもと違う道を歩く、日記を書くなど、そんな小さなことでいいのです。

この本では、よくある「心の悩み」をたくさん集め、そのとき脳で何が起きているのか、どうすれば解消できるのかをわかりやすく的確に解説していきます。

即効性のあるものから習慣づけていくことまで、脳内科医、脳科学者として多くの人の悩みと脳を見てきた視点に基づいて、さまざまな悩みからラクになる最適な処方箋をご紹介します。

もんもんとしていた悩みも、悩みがとめどなく生まれていた日々も、今日でお別れです。

あなたの脳が、悩みをまるっと解決してくれます。

目次

はじめに 002

Chapter 1 悩みがなくなる3ステップ

悩む人と悩まない人の違い 012

ステップ1 「悩み」を自覚する 016

悩みが消えないのは「脳が止まっている」から 016 ／ 悩まない人間はいない 018

ステップ2 「悩み」の癖を見つける 021

悩みやすい人にはパターンがある 021 ／ 悩みの癖をつくる「脳番地」 024

ステップ3 いつもと違うことをする 028

脳はいつまでも成長したい 028 ／ 「すべき」→「したい」で脳は成長する 030

新しい情報が脳を刺激する 032

脳の癖を見つけよう ―脳番地チェックシート― 034

思考系脳番地 036 ／ 運動系脳番地 037 ／ 聴覚系脳番地 038 ／ 視覚系脳番地 039

感情系脳番地 040 ／ 伝達系脳番地 041 ／ 理解系脳番地 042 ／ 記憶系脳番地 043

Chapter 2　すぐ不安になる人の処方箋

すぐ不安になる人

✓ 起きていないことで妄想をする　047
✓ 何が不安なのかわかっていない　048
✓ 過去の記憶がフラッシュバックする　050

01 いつも最悪なケースを考えてしまう　052 ／ 02 やりたいことが見つからない　056
03 一度失敗すると怖くて動けなくなる　060 ／ 04 将来のことが不安でしかたない　064
05 人に依存してしまう　068 ／ 06 夜不安になって眠れなくなる　072
07 嫌われるのが怖い　076 ／ 08 自分は孤独だと思う　080
09 何も知らないことが不安　084 ／ 10 自分の能力に合うものがわからない　088

Chapter 3　自信が持てない人の処方箋

自信が持てない人

✓ 自分で判断基準を持っていない　095

☑自分の感情を理解できていない　096

☑自分のことを話せない　098

11 顔もスタイルも好きになれない　100 ／ 12 仕事に自信がない　104

13 自分から誘えない　108 ／ 14 自己PRができない　112 ／ 15 優柔不断で決められない　116

16 ほめ言葉を素直に受け取れない　120 ／ 17 人に認めてもらえない　124

18 誰も自分に興味がない　128 ／ 19 嫉妬しやすい　132

Chapter 4 コミュニケーションが苦手な人の処方箋

コミュニケーションが苦手な人　138

☑主体性を持っていない　139

☑相手のことをよく見ていない　140

☑感情表現のバリエーションが少ない　142

20 無意識に人を傷つける　144 ／ 21 よく誰かに支配される　148

22 すぐイライラしてしまう　152 ／ 23 人に言われた言葉を気にする　156

24 気がつきすぎてしまう　160

Chapter 5 ぐずぐずしてしまう人の処方箋

ぐずぐずしてしまう人 166

自分で脳のスイッチが入れられない 167

いつまでも行動に移さない 168

行動したときのイメージができていない 170

25 嫌なことは後回しにする 172 ／ 26 話がまわりくどい 176

27 すぐやることを忘れる 180 ／ 28 いつも締め切りぎりぎり 184

29 モチベーションが上がらない 188 ／ 30 一つのことが続かない 192

31 片付けが苦手 196 ／ 32 だらだら残業する 200

おわりに 204

イラスト　大野文彰／装丁　佐々木博則／編集協力　福井壽久里

ＤＴＰ　小山田倫子／校正　株式会社ぷれす／編集　枝久保英里

Chapter 1

悩みがなくなる3ステップ

悩む人と悩まない人の違い

ちょっとしたことで不安になったり、人がすごく見えて自信がなくなったり。もっとラクに生きたいのに、不安と自信喪失の自己嫌悪のループから抜け出せない。

そんなときに「悩みやすい体質だからしかたない」と自分に言い聞かせていませんか？

もちろん悩みやすい人と悩みにくい人はいます。ただ、いつも前向きな人は悩みがまったくないのかというと、そんなことはありません。悩みをまったく気にしないというわけでもないのです。

では悩みが少なく前向きに生きられる人と、悩みすぎてしまう人の、一体何が違うのでしょうか？

それは「悩みのとらえ方」です。

前向きな人は悩みが発生しても「悩む」という場所に留まることなく、まず自分にとって何が問題なのかを言語化します。そして自覚した問題に対して行動を起こしているのです。

前向きな人の脳にはこのような仕組みができています。脳科学など知らずとも、自然とできているわけです。

対して悩みやすい人は、自分の状況を言語化できていない傾向にあります。「なんとなくもやもやしている」「ただただ不安」「とにかく自信がない」「どこか生きづらい」、悩みの正体を突き止めることができていないから、解消されないまま悩み癖がついてしまうのです。

悩む人と悩まない人の差は、悩みの原因を自覚して行動に変えるという脳の癖があるかないか。その癖がないまま「どうにかしたい」ともがいていても、変わることはできません。前向きな人になりたいと思ったら、脳の癖を変えること。育ってきた環境の中で無意識についてしまった癖でも、少し意識するだけで、今から変えることができるのです。

「生まれ持った性格だから変われない」ことはありません。

脳を変えれば性格も変わっていきます。

1万人以上の脳を見て、脳の働きの変化とともにまるで生まれ変わったかのように変化をとげた人たちを見てきた私が断言します。

脳は常に成長したがっていて、特に20代以降に大きく成長します。だからこそ「これが自分だから」とあきらめることはないのです。

脳の癖は変えられます。そして悩み癖を変えることで、悩みやすい脳から悩みにくい脳に変えることができるのです。

次からは、悩みにくい脳をつくる3ステップを紹介します。

悩んでいるなと思ったとき、この3ステップを思い出してください。

・ステップ1　「悩み」を自覚する

まず自分が悩んでいることを自覚します。悩みやすい人は不安や焦りが先にきて、思考がストップしてしまいがちです。まずは「自分は今、これに悩んでいる」と整理して、対策がとれるようにしていきます。

・ステップ2　「悩み」の癖を見つける

悩みやすい人は、同じことで悩む傾向があります。これも、脳の癖によって起こっています。自分の脳の癖を知り、悩みを繰り返さない方法を探っていきます。

・ステップ3　いつもと違うことをする

自分の脳のことがわかったら、脳が成長していくよう刺激を与えます。そこで有効的なのが「新しい情報」を入れること。脳の中をアップデートしながら、悩みにくい脳へと成長させていきます。

この3ステップは、慣れてくれば無意識に頭の中でできるようになります。そうなればもう、悩まない自分になっているはず。

3ステップを覚えて、脳を変えていきましょう。

ステップ1

「悩み」を自覚する

悩みが消えないのは「脳が止まっている」から

何かに悩んでいるとき、脳では何が起こっているのでしょうか？

最悪のケースを想定したり、解決策をいくつも挙げたり、さまざまな考えが頭をめぐっているイメージがあるかもしれません。そうして複雑な思考をいくつも重ね、時間をかけて悩みに向き合っているように思われがちですが、事実はまったくの逆。

「悩んでいる」と私たちが思うとき、脳はフル稼働しているのではなく、停止している状態なのです。

例えば、顧客と契約が結べずに悩んでいるとき、どうアプローチしようか、誰かに相談したほうがいいのか、とさまざまな考えが頭をめぐります。

解決策を求めてあれこれ思考していると思いきや、実際には次の一手が見えない脳は、完全にストップ状態。解決策を考えている=脳が活発に動いている、ではないのです。実際にはただ「どうしよう」と迷っているだけで、思考が止まっています。

これを「自覚」することが、悩まない人への第一歩になります。

そして**思考停止の状態から抜け出す方法は、次の「行動」を決めることです。**

行動を決めるとは、例えば顧客と契約が結べず悩んでいたとすると、

「上司や同僚に相談し、アドバイスをもらう」
「営業やコミュニケーションの研修を受ける」
「もっと自分に向いている仕事がないか探す」

など、次にすることを決めることです。

「営業やコミュニケーションの研修を受ける」と決めた場合、脳はそのためにどうするべきか考え、指令を出し始めます。ネットで検索、申し込み、参加、とさくさく行

動できれば、その時点ですでに「悩み」の状態から抜け出せています。

そして参加した講座で、有効な方法を学んだら、次は「現場で実践する」という行動につながり、契約も取れるように。そうして次の行動がより具体的になることで、悩みは解決へ向かっていくのです。

次の一歩が見つかるだけでも、解決への兆しが見えてきませんか？

「どうしよう」から「こうすればいい」に変える。やるべきことがわかるだけでも、心がかなりラクになるはずです。

行動の選択肢が与えられたら、止まっていた脳は一気に動き出し、そのときすでに、悩みから一歩も二歩も抜け出した状態になっています。

このように「悩みの自覚」から「次の行動」につなげられたら、ほとんどの悩みは一瞬でなくなります。

――悩まない人間はいない

そもそも人間である以上、悩まない人はいません。

そして悩みが一切ない人生も存在しないでしょう。どんなにメンタルが強いといわれる人でも、環境が変わり、経験がないことに向き合うときには悩みを抱えます。

これまでのアイテムでは太刀打ちできないと気づくと、脳の動きが鈍ります。どうしていいか策がない停止状態、すなわち悩みが生じるわけです。

すべての経験をした人など存在しないので、悩みはどんな人にも、いくつになっても生まれるものなのです。

書籍や雑誌でも、著名人が過去の苦悩を告白しているのを読んで、同じ人間なんだとホッとしたことはありませんか？　もし自分は悩みが多くて辛いと思ったら「あの人もきっと悩んでいる」「だから悩んで当たり前」と、まずは悩んでしまう自分を責めないようにしてください。

ただ、悩みをどう受け取るかで結果は大きく変わります。心がもやもやしているなと感じたら、まず「今、自分は悩んでいる」と自覚して、「じゃあどうするか」と次の行動を考える癖をつけてみてください。

一度意識するだけでも自然と習慣になっていき、悩みにくい脳がつくられていきます。

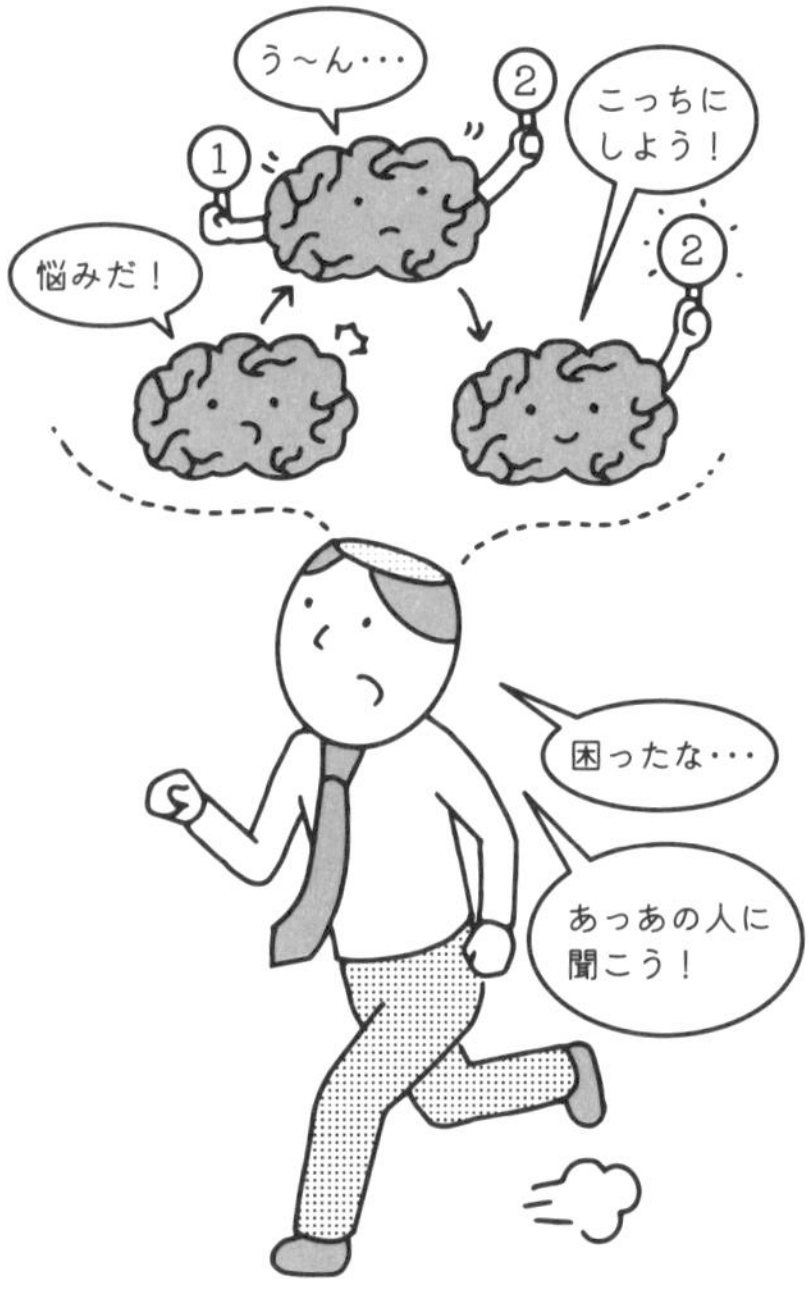

悩まない人
（フル回転）

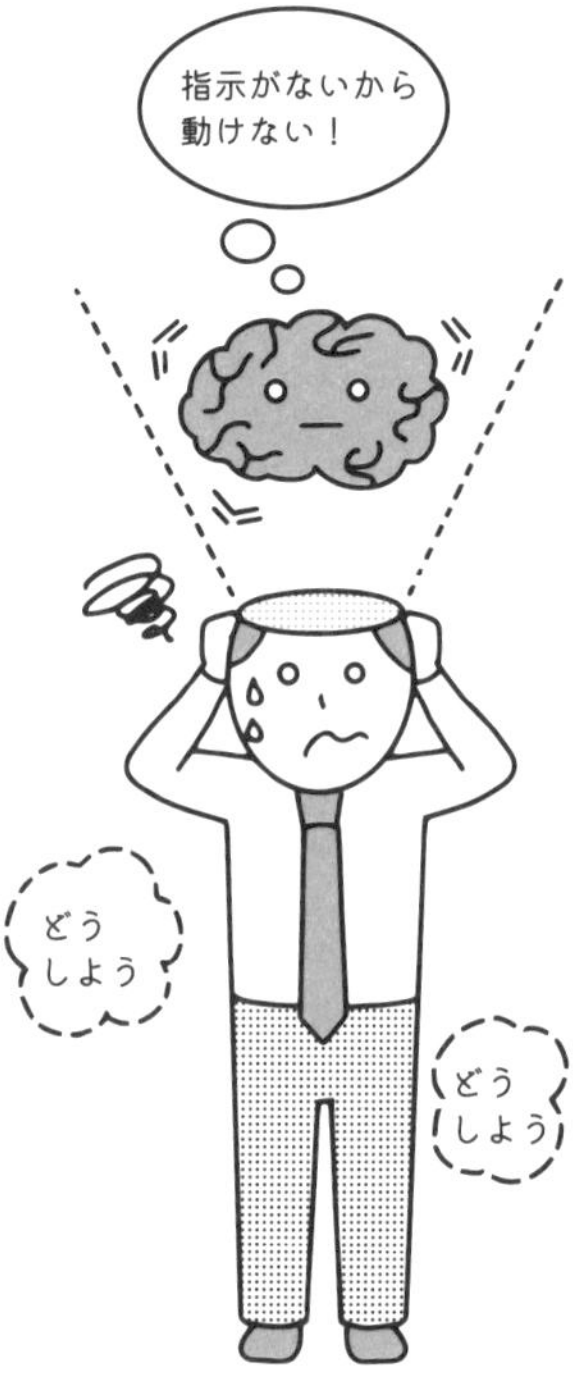

悩む人
（動けない）

ステップ2

「悩み」の癖を見つける

悩みやすい人にはパターンがある

「あなたっていつも同じことで悩んでいるね」

私のもとに相談にきたAさんは、いつも悩みを聞いてくれる友人からこう言われたそうです。「今日初めて話した話題なのに、なんで?」とAさんは不思議がっていました。

たしかに、Aさんの悩み話はその日によって違う登場人物、違う場面で構成されています。ではなぜこのように言われたかというと、友人はAさんの「悩み方」のことを言っていたからです。

本人は次から次へと違うことについて悩んでいると思っているのですが、登場人物が変わり、場面が変わり、悩みの対象がどれだけ変わっても、脳の動きはいつも同じ。友人はAさんの悩み方のパターンを見抜いたのでしょう。


例えば、現在の悩みが過去の記憶にリンクして、悩みの最終地点がいつも過去のトラウマな人。社会問題や人の在り方についてなど、自分ではどうにもできないことに腹が立ってもやもやし続ける人。起こるかどうかわからない未来への予期不安が激しい人など、悩み方にはその人特有のパターンがあります。

悩みやすい人は無意識に毎回同じパターンに陥ってしまっているのです。


人のことがいつも気になってしかたないという人が「人のことは変えられないから考えない。悩まない」と言い切る人を見ると、単純でうらやましいと感じたり、そんなに割り切れるもんじゃないと非難する気持ちが湧きおこったりするかもしれません。

しかし、そうした人は生まれつき単純で割り切りが上手なのではなく、自分の悩み癖を知っている人なのです。
「他人のことを考え出すともんもんと悩み続けてしまう」という自分の悩むパターンを自覚し、悩み沼に陥らないよう、上手に回避する道を選んでいるのです。

いつも悩んでいる人は、同じ悩み方をしています。それは自分の脳の癖に気がついていないからです。

悩み沼から脱却するには、自分の脳の癖を知ること。
「あ、また癖が出ている」と気がつけば、いつもと同じパターンに陥らず、軌道修正できます。

自分の脳にはどんな癖があるのか――。
それを明らかにしてくれるのが「脳番地」という考え方です。脳の癖は脳の発達状態の違いが生み出すもの。自分の脳はどこが発達していて、どこが未発達なのか、脳番地で見ていきましょう。

悩みの癖をつくる「脳番地」

「前頭葉」や「側頭葉」という言葉を聞いたことはありますか？　脳がいくつかの部位に分かれているとは聞いたことがあっても、深く考える機会はないかもしれません。

脳は「脳幹」「間脳」「小脳」「大脳」の４つの部位から成り立っています。そして「大脳」を上から見ると「右脳」「左脳」に、横から見ると「前頭葉」「頭頂葉」「側頭葉」「後頭葉」の４つに分かれています。

今から約１１０年前の１９０９年、ドイツの神経解剖学者ブロードマンが大脳をおよそ50の領域に分けて番号を振った「脳地図」を作成しました。脳の神経細胞は同じ機能を有するものたちが集まって存在しているというブロードマンの発見は、それまでの脳科学の世界に革新をもたらすものでした。

この「脳地図」を元に、それぞれの脳の部位に対応した働きや役割を割り振った考え方が、私の提唱する「脳番地」です。

脳には１０００億を超える神経細胞が存在しています。途方もない数の神経細胞たちは同じような働きをするものが集まって、集団をつくっています。似たもの同士が集まっていくつもの村が存在しているイメージです。私たちが一つの行動を起こすときには、脳の神経細胞の村同士が手を取り合い連携して働いているのです。

「脳番地」ではこうした神経細胞の村が脳内のどこにあるのか、番地を付けてその所在地を明確にしています。右脳と左脳それぞれに60ずつ、計１２０に分けていて、それら１２０の番地を機能別にまとめると次の8つに分けられます。

①思考系脳番地……何かを判断して実行に移す脳番地
②運動系脳番地……体を動かすこと全般に関わる脳番地
③聴覚系脳番地……耳で聞いた情報を受け取る脳番地
④視覚系脳番地……目で見た情報を受け取る脳番地
⑤感情系脳番地……喜怒哀楽など他人の感情を受け取り自分の感情を生成する脳番地
⑥伝達系脳番地……人とのコミュニケーションに関わる脳番地
⑦理解系脳番地……与えられた情報を組み合わせたり整理したりして分析する脳番地
⑧記憶系脳番地……情報を蓄積したり、引き出したりする脳番地

人がある行動をするときには、特定の脳番地が単独で働くわけではありません。例えば、司会業をしている人が会場の空気を読みながら、その場に応じて話題を繰り広げて進行するのは、視覚系脳番地と理解系脳番地、運動系脳番地が同時に機能して働くからです。ピアニストは聴覚系脳番地、運動系脳番地が瞬時に働いています。

視覚系脳番地で人の細かな動きをとらえ、理解系脳番地で情報を整理して、運動系脳番地で瞬時に次の人に振る動作をする司会者、聴覚系脳番地で周囲に音に合わせて、運動系脳番地で指を動かし演奏するピアニスト。

私たちが一つの動作ととらえることも、脳ではいくつかの脳番地が連動して成り立っているのです。

このChapterの最後には、自分の脳の弱いところがわかる「脳番地チェックシート」（34～35ページ）と、それぞれの脳番地の詳しい解説（36～43ページ）を入れました。

自分の脳の癖を知るために、参考にしてみてください。

8つの脳番地

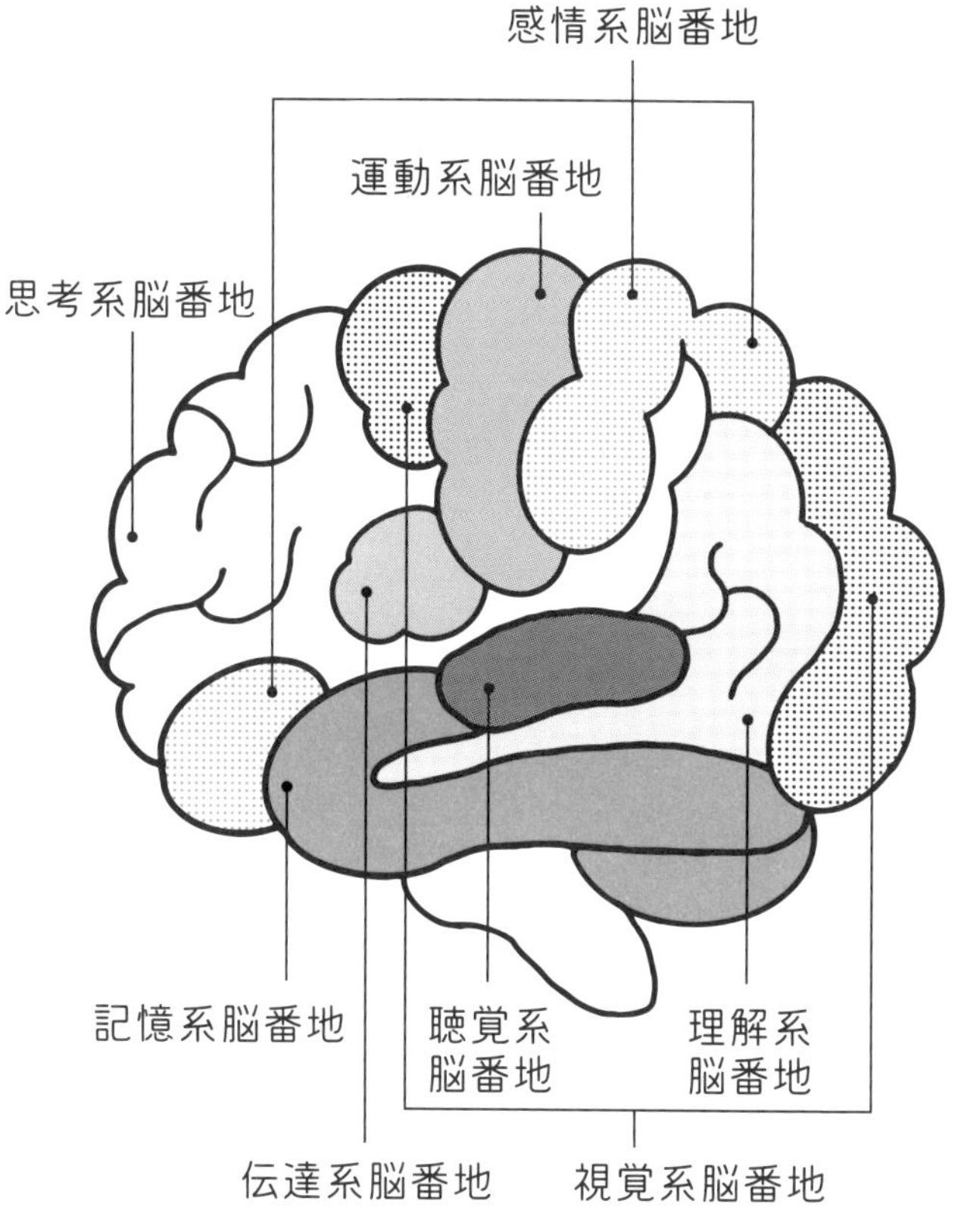
感情系脳番地
運動系脳番地
思考系脳番地
記憶系脳番地
聴覚系
脳番地
理解系
脳番地
伝達系脳番地
視覚系脳番地

ステップ3

いつもと違うことをする

脳はいつまでも成長したい

脳の成長は幼少期から青年期にかけてがピークで、「20歳をすぎたら老化の一途をたどる」と思われている人も多いのではないでしょうか？　しかし実際には、あなたの脳は今この瞬間にも成長しようとしています。

ではなぜ、脳の成長は早々に幕を閉じると思われてしまうのでしょう。その思い込みの原因を探るため、まずは脳の2つの成長についてお話ししたいと思います。

脳には量と質、2つの成長があります。

一つは量的成長です。私たちが生を享けたその瞬間から細胞はすさまじい勢いで分裂を繰り返し脳が形づくられていきます。赤ちゃんの脳の重さは300gほどで、女の子は16〜18歳で、男の子は18〜20歳で量的成長のピークを迎えます。

もう一つは質的成長。これは脳内で神経細胞同士がネットワークをつなげていく成長です。私たちの脳は、20歳頃まで量的にも質的にも成長していきます。しかし量的成長は10代をピークに終焉を迎えます。これまで脳の成長は量的側面からとらえられてきたため、若い段階で終わるといわれてきたのです。

一方、質的成長は留まるところを知りません。脳内ネットワークは経験を重ねるごとに新たな回路がつながり、何歳になっても成長を続けます。

そのため、**脳の質に関しては、20代をすぎてからさらに成長できる**のです。

脳は本来、成長したいというパワーに満ち溢れています。

脳番地は神経細胞が集まる「皮質」と神経線維が集まる「白質」で構成されています。神経細胞と神経線維は私たちが多くの経験を積み、情報を得ていく中で枝を広げていく樹木のような成長を見せます。各脳番地で成長した枝ぶりの形や太さは、経験や情報の量や種類によって変わります。

太い枝をもたげ立派な木々がおい茂る脳番地もあれば、閑散とした脳番地もあります。

人によって脳番地ごとの成長の様子は大きく異なり、こうした成長の差が個性と呼ばれるものとして表れます。

その人をその人たらしめているのは、脳の育ち方の違いなのです。その違いがより鮮明に表れてくるのは20歳を超えてから。40代もまだまだ成長のピークといっていいでしょう。

「すべき」→「したい」で脳は成長する

ではなぜ、20歳を超えてからのほうが脳は成長するのでしょうか？　これには20歳前後に私たちの生活が大きく変化することが関係しています。

その大きな変化とは、学生から社会人になることです。

学校の中で重視されるのは指示されたことを確実にこなす能力です。学習においても主に記憶系・理解系脳番地が使われる傾向にあります。感性や感情が育まれる、聴覚系脳番地や感情系脳番地が育つ教育がまだまだ少ないのはもったいないことです。テストや論文づけの学生時代は「したいこと」よりも、「しなければならないこと」に追われることのほうが圧倒的に多いでしょう。

そして学校を卒業すると、社会の中で初めての体験が次から次へと押しよせて、それまで使われることのなかった脳番地が一気に働き始めるのです。社会に出る20代から、脳が本格的に刺激を受け始める時期。脳成長の本番がスタートします。

脳番地を成長させるには「すべき」かより「したい」かを自分に問いかけ、「したい」を動機に物事に取り組むことが必要です。学生時代は親が、先生がこうしろと言ったからしている「すべき」で行動することがほとんどでしょう。受動的な行動は脳への刺激が少なく、脳番地の反応は鈍くなります。

社会という大海原への航海を前にして、どうやって生きたいか行き先を描き、予期せぬ波にもまれつつ、行きたい方向を目指すとき、その能動的な思考と行動が脳番地を大きく動かすのです。

脳は20歳までで成長が止まるというのは大間違い。十分に大きく育った器を持って、今度はその中を育てる、本当の成長が始まるスタート地点なのです。

新しい情報が脳を刺激する

脳を成長させるために、直すべき脳の癖がもう一つあります。

それは「食わず嫌い」なこと。何かをする前から、見ないうちから「嫌だな」「やりたくないな」と拒否したり、しり込みしたりしてしまう傾向にある人は、悩みの沼から抜け出すことが困難です。

それは、**新しいことを受け入れずに現状に留まろうとする人は、脳が成長しにくい**からです。脳の成長には刺激が必要です。同じ習慣の中にいる限り、動いていない脳番地を目覚めさせるほどの刺激が存在しないため、脳は成長せず、悩みも解消しにくくなると言えるのです。

もし、自分がこうした傾向にあるなと思ったら、人が提案してくれたことをすぐに拒否するのでなく、一旦「ありがとう」と受け取ってみましょう。本当に嫌なら、あとで捨てればいいのですから、受け流してゴミ箱へポイせずに、一旦脳内へ迎え入れてみましょう。

新しい情報を取り入れられる人は、それだけで脳が刺激を受け、成長します。脳内に受け入れたからといって、あなたが何かに支配されたり、尊厳が失われるほど傷つけられたりすることはありません。そうなりそうだったら、捨てればいいのです。素直に受け取ってみるだけで、脳の新たな部分が動くきっかけになります。

新しい情報を受け取ることができると、脳は記憶の情報量を変えることになります。思考系・記憶系・理解系の脳番地は強い結びつきでつながっているため、記憶系脳番地を動かすことで他の脳番地も一気に動かすことができ、思考の仕組みそのものを変えることができるのです。

悩み癖を直したいと思ったら、新しい情報や提案を恐れずに受け取ってみましょう。

それを続けていけば、自然と脳が成長する癖がついていきます。

視覚系脳番地

☐空気が読めない ☐片付けが苦手 ☐美的センスがない
☐自分から話すのが苦手 ☐道に迷いやすい

感情系脳番地

☐人に流されやすい ☐自分の意見が言えない
☐相手の気持ちが読み取れない ☐自分の感情表現が苦手

伝達系脳番地

☐人付き合いが苦手 ☐自分の考え、思いを伝えられない
☐会話が少ない ☐会話を続けるのが苦手 ☐作文が苦手

理解系脳番地

☐想像力がない ☐言葉の裏を読み取るのが苦手
☐注意力がない ☐アートなどの意図をくみ取れない

記憶系脳番地

☐忘れっぽい ☐締め切りを守れない ☐遅刻する
☐電車を乗り過ごす ☐人の話を忘れる
☐テストに弱い ☐ものを捨てられない

脳の癖を見つけよう
―脳番地チェックシート―

チェックが多いところは、あまり使えていない脳番地です。
（逆に、項目に書かれているものができていれば、使えている脳番地です）

思考系脳番地

□断れない　□決断力がない　□優柔不断
□自制心がない　□リーダーの経験が少ない
□マルチタスクが苦手

運動系脳番地

□行動に移すのが苦手　□動きが遅い
□体を動かすのが苦手　□テキパキできない
□物事の処理速度が遅い

聴覚系脳番地

□話を聞くのが苦手　□聞いたことを忘れる
□聞き洩らしが多い　□長話を聞いていられない
□音読が苦手

思考系脳番地

　思考系脳番地は、思考や意欲に関わる働きをしていて、自分で判断して実行に移すときに使われる脳番地です。ゆっくりと生涯にわたって発達していきます。
　この脳番地が発達していないと、お店で料理の注文に迷ったり、買い物に時間がかかったり、優柔不断な傾向が見られます。「決断」ができないので、断ることも苦手です。何かをやめる「決断」もできないので、だらだら話してしまったり、ついスマホをいじり続けたりしてしまうこともあります。

[左脳]
具体的で正確な答えを言葉で導き出す

[右脳]
明確な正解のないものに対して答えをイメージで導き出す

※後頭部から脳を見た場合の右脳・左脳の位置

思考系脳番地のトレーニング

- たくさん寝て脳を休ませる
- 残り物で料理をする
- 今日の目標を立てる

運動系脳番地

運動系脳番地は、その名のとおり体を動かすときに働きます。この番地が脳番地の中で一番早く成長を始めます。この脳番地が成長していくことで、口が動き、手足が動き、会話したり移動したりすることができるようになっていきます。

また、他の脳番地と結びつきが強いのも大きな特徴です。この脳番地が弱いと、他の番地にも影響して、「うまく考えられなくなる」「考えても行動できなくなる」「動きがとろくなる」「理解が弱くなる」といった負の連鎖が起こり得ます。

[左脳]
左右の目、顔面と
首から下の右側を
動かす

[右脳]
左右の目、顔面と
首から下の左側を
動かす

運動系脳番地のトレーニング

- 利き手と反対の手で歯磨きをする
- 身振り手振りを使って話す
- 散歩の習慣をつける

聴覚系脳番地

聴覚系脳番地は、耳から入った情報を集め、処理している脳番地です。右脳と左脳でシンメトリーに配置されていますが、機能的にはそれぞれまったく異なる働きをします。

聴覚系脳番地は側頭葉の上方に位置し、運動系・理解系・伝達系・感情系脳番地を支えるお皿のように配置され、相互に作用しています。

この脳番地が発達していないと、耳からの情報を受け取るのが苦手な傾向があります。耳から情報を得るのが苦手なので、視覚に頼りがちです。

［左脳］
言語を聞き取って
処理する

［右脳］
周囲の音に対して
注意を払う

聴覚系脳番地のトレーニング

- ラジオを聞く
- 歌の歌詞を聞き取る
- 自然の音に耳を澄ませる

視覚系脳番地

視覚系脳番地は、目で見た情報を集め、処理している脳番地です。以前、明石家さんまさんの脳を見たところ、視覚系脳番地がとても発達していました。明石家さんまさんの「トーク力」に注目しがちですが、楽しませせる会話ができるのは「見る力」がとてつもなく高いからこそなのです。

逆に視覚系脳番地が発達していない人は、人の様子やものの状態を「見てわかる」ということが苦手です。目からの情報の処理が苦手なので、空気が読めない、片付けができない、美的なセンスがないといった傾向も見られます。

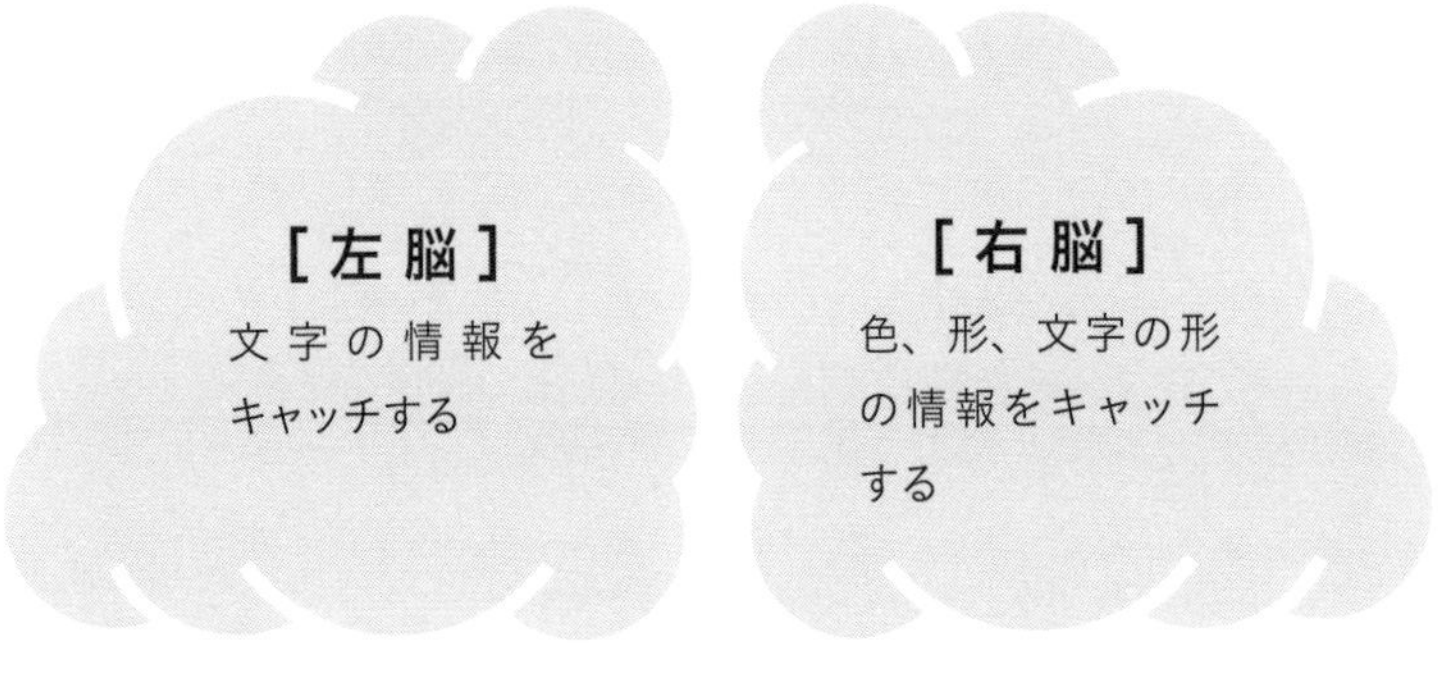
[左脳]
文字の情報をキャッチする
[右脳]
色、形、文字の形の情報をキャッチする

視覚系脳番地のトレーニング

- 電車の広告を隅々まで読む
- 自分の顔をデッサンする
- 1日1枚写真を撮る

感情系脳番地

感情系脳番地は喜怒哀楽など感情を理解し、表現する際に働く脳番地。一生をかけてゆっくり成長するのが特徴です。右脳と左脳で、誰の感情に対する働きかが変わります。

実は他人感情がわからないと自己感情は育ちません。ですから自己感情を司る左脳感情は右脳感情の後に育ちます。また、理解系・記憶系脳番地とも密接に関わっているのも特徴です。

右脳側が弱いと他人の感情を読むのが苦手で人に共感しづらくなります。逆に左脳側が弱いと自分の気持ちがわからないので、他人に流されやすくなります。

［左脳］
自分の気持ちを生み出す

［右脳］
他人の気持ちを受け取る

感情系脳番地のトレーニング

- 自分をほめる日記を書く
- 植物に話しかける
- わくわくした経験を思い出す

伝達系脳番地

伝達系脳番地は自分の気持ちや考えを人に伝えるときに使う脳番地です。右脳と左脳では、伝える方法が異なります。

この脳番地が発達していないと、自分の考えや感情を伝えることが苦手な傾向が見られます。人付き合いそのものが苦痛と感じることが多いでしょう。誰かと一緒に物事を進めることや人と人を結びつけることも苦手な傾向があります。

また、伝達系脳番地が発達している人でも、会話のない環境に置かれると、たちまち伝達系脳番地が衰えてしまいます。

[左脳]
図形や映像、ジェスチャーなど
非言語的なイメージで伝える

[右脳]
話すこと、書くことなど、
言語を使って伝える

伝達系脳番地のトレーニング

- 親しい友人と話す機会を増やす
- 1日3人以上と会話をする
- 興味があるイベントに参加する

理解系脳番地

理解系脳番地とは、与えられた複数の情報を整理して理解する脳番地。書かれた言葉や会話、絵や空間などから、その背景や意図を読み取る働きをします。そのため「知りたい」という好奇心が成長のカギになります。また一番発達しにくい場所にあるのも特徴です。

この脳番地が弱いと想像力やアイデアに乏しくなります。目に見えているものの向こう側を想像することが難しく、今見えている範囲でしか判断や思考をすることができません。そのため、会話や文章、アートなどからその意図を読み取るのが苦手な傾向があります。

［左脳］
文章など言語への理解

［右脳］
絵や空間など非言語への理解

理解系脳番地のトレーニング

- 絵を見てタイトルを考える
- 以前読んだ本をもう一度読む
- 片付け、断捨離をする

記憶系脳番地

記憶系脳番地は、情報を蓄積したり、思い出したりして使いこなす脳番地です。

記憶には「知識の記憶」と「感情の記憶」があり、「知識の記憶」には思考系脳番地、「感情の記憶」には感情系脳番地が深く関わっています。そのため、思考系脳番地と感情系脳番地がうまく働かなければ記憶に残りづらくなります。それと同時に、思考系脳番地と理解系脳番地がうまく働くにも、記憶系脳番地が２つの脳番地に情報を与えなくてはなりません。

この脳番地が発達していないと、物事を覚えるのが苦手になります。

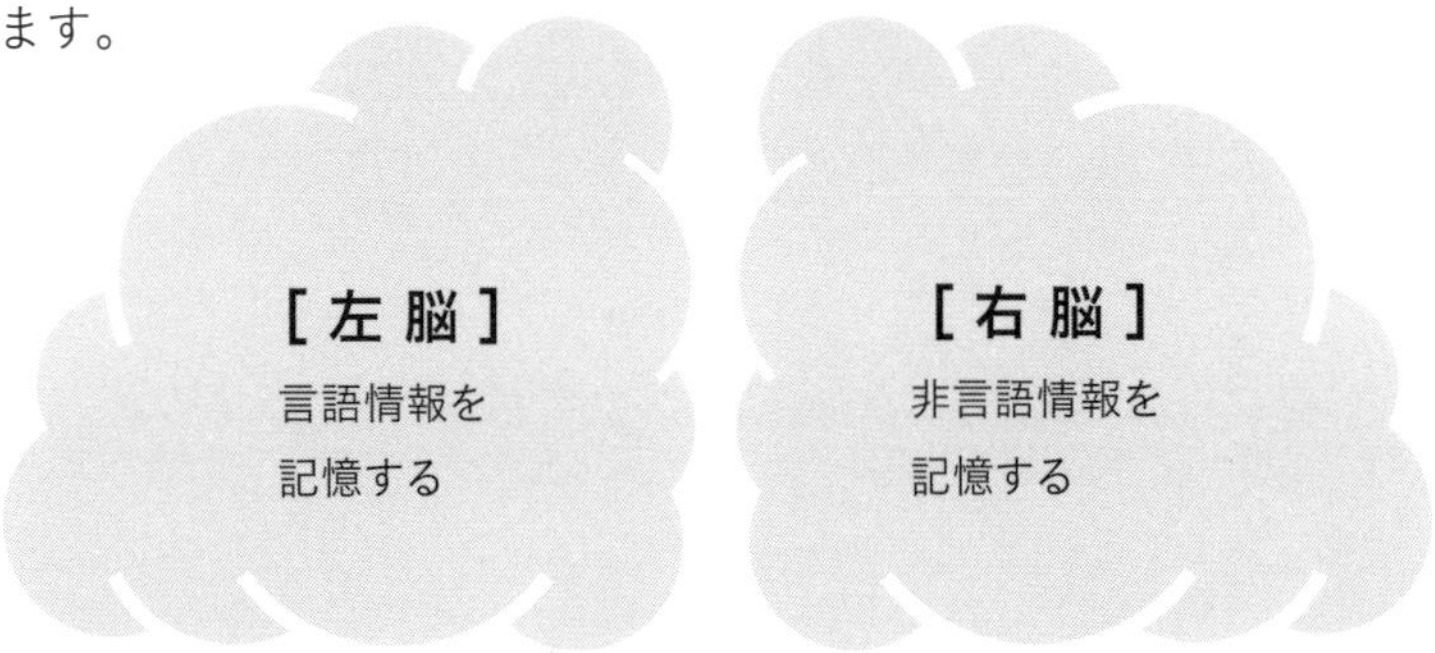
[左脳]
言語情報を
記憶する
[右脳]
非言語情報を
記憶する

記憶系脳番地のトレーニング

- 記憶をたどって絵を描く
- 翌日のシミュレーションをする
- 新しい語学を勉強する

Chapter 2

すぐ不安になる人の処方箋

file 001

すぐ不安になる人

症　状
□ いつも最悪なケースを考えてしまう
□ 将来のことが不安でしかたない
□ 人に依存してしまう
□ 夜不安になって眠れなくなる
□ 自分は孤独だと思う
□ 何も知らないことが不安

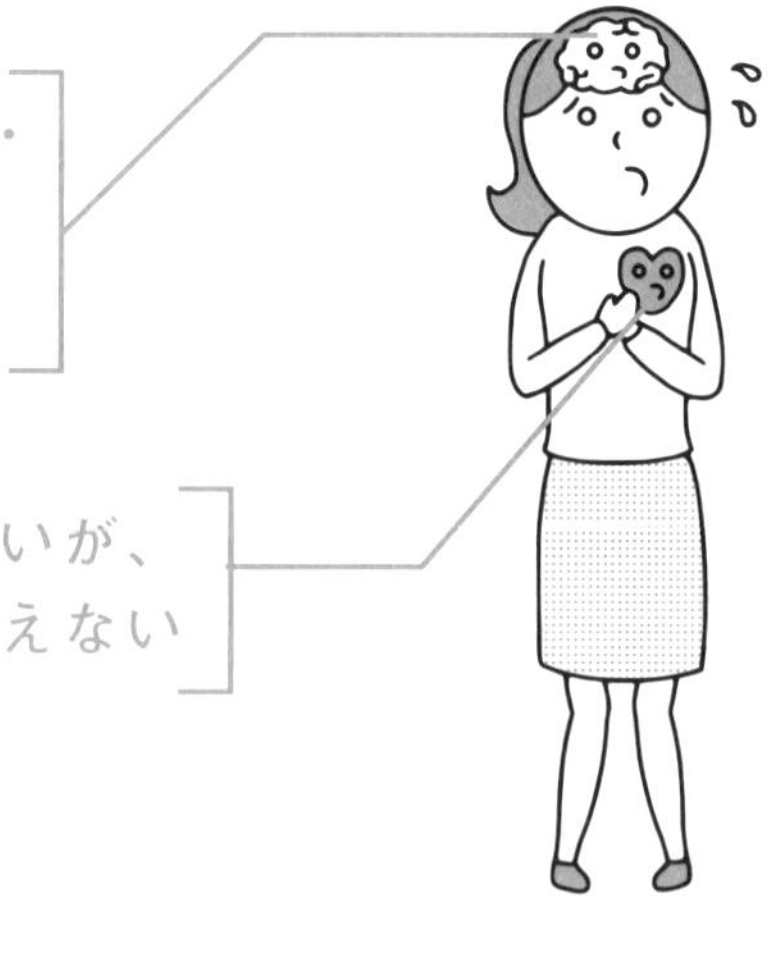

視覚系・感情系・記憶系脳番地の機能が低下
なぜかわからないが、ずっと不安が消えない

起きていないことで妄想をする

すぐ不安になってしまう人は、予期不安を感じやすい傾向にあります。「地震が起こる可能性は70%というけど、明日地震がきたらどうしよう」「最近よく頭痛がするな……テレビで見たあの病気だったらどうしよう」など、一つ何かの不安要素を得ると、起こってもいないのに次々と不安を広げてしまいます。過度な心配がさらに不安を引き寄せて、不安のループに自らどっぷりとはまってしまうのです。

予期不安の連鎖が起こってしまう原因は、圧倒的な情報不足です。

すぐ不安になる人は、メディアや身近な情報網から得た情報によって、「明日は我が身」と極端な不安状態に陥ります。詳しい情報を集めて事実関係を確認することもせず、不安な妄想ばかりを膨らませてしまっているのです。

例えば、地震大国日本では、たしかに明日震度6以上の巨大地震が起こる可能性は、十分あります。

ただこの情報を見たときに「家が壊れて下敷きになるのは怖い」と不安になるので

あれば、まずリノベーション会社に連絡して、家の耐震はどの程度なのか現地調査を依頼したり、耐震補強の相談をしたりと、具体的な対策をとることが一番です。

「明日地震がきたらどうしよう」「病気になったらどうしよう」と漠然とした不安に襲われることは誰しもあります。そんなときに適切な情報を得るための行動を起こさず、常に情報不足な状態でいることが、さらなる不安を引き起こしているのです。

具体的な情報を集める努力をしていくと、自分の不安に一つ、また一つと、ふたがされていきます。

☑何が不安なのかわかっていない

言葉にすることよりも、イメージが優先する人は不安が強くなる傾向にあります。曖昧なイメージだけで「嫌だな」と感じやすいタイプの人は、**具体的に何が嫌だと感じているのかを理解していない**からです。イメージだけではつかみどころがなく、漠然と「嫌だ」と感じているため、逆にどんなものならいいのかもはっきりしません。そのため、いつまで経っても不安の種を拭い去ることができないのです。

不安を解消する最も有力な方法は、この漠然さを言語化して、何が不安なのかを明確にすることです。

不安な人は、「不安がっている」だけで、何が不安なのかと聞いてみても、はっきり言葉にできないことがほとんどです。不安の根源を明確にできれば、その不安をどうすればいいのか行動に移すことができるので、まずは言語化することが大切なのです。ノートに書きなぐるでもよし、日記をつけたり、パソコンやスマホに入力したりするもよし。脳内の漠然とした思考をアウトプットして、視覚的に把握できる状態にしていくことをおすすめします。

これでとめどなくあふれる不安に、言葉を使ってふたをしていくことができます。

また、すぐ不安になる人は、行動に移すのが苦手な傾向にあります。

考えているうちに、一番いい選択肢を失いやすくなってしまうのです。良きタイミングで不安を消し去る行動をとるためにも、不安を言語化してすぐに行動に移す習慣をつくっていきましょう。

過去の記憶がフラッシュバックする

映像による記憶は感情にリンクしやすい傾向があります。

つまり、嫌な体験があると、脳内で経験は映像となり、そのときの不快な感情とセットになって記憶されるのです。

同じような感情になると、昔の嫌な経験がリアルな映像としてフラッシュバックするため、「また嫌な思いをする」という不安にさいなまれるのです。

例えば、子供の頃にいじめられたり、両親のケンカを見てひどく傷ついたりした経験がある人は、映画や他人のことであっても、同じような場面を見ると過去の感情が蘇ってしまい不安が生じることがあります。

自分の不安は今、目の前の事柄に対して湧きおこっているのか、それとも過去の経

験のフラッシュバックによって起こっているのかを見極めるようにしましょう。

もしも、フラッシュバックによるものだったら、「今の自分はそのときの自分とは違う」と切り離してあげましょう。その不安は今のあなたが持たなくてもいいものです。見たくない場面からそっと離れたり、不安が強くなりそうなことはキャンセルしたりすればいいのです。そうして自分の身を守ってあげることで不安をなくしていけるでしょう。

診断と処方箋

☑ 起きていないことで妄想をする
↓ **情報を収集して情報不足を解消する**

☑ 何が不安なのかわかっていない
↓ **不安の根源を言語化する**

☑ 過去の記憶がフラッシュバックする
↓ **今の事柄に対する不安ではないことを認識する**

01

いつも最悪なケースを考えてしまう

「最悪」を「想定の範囲内」にすると脳が安心する

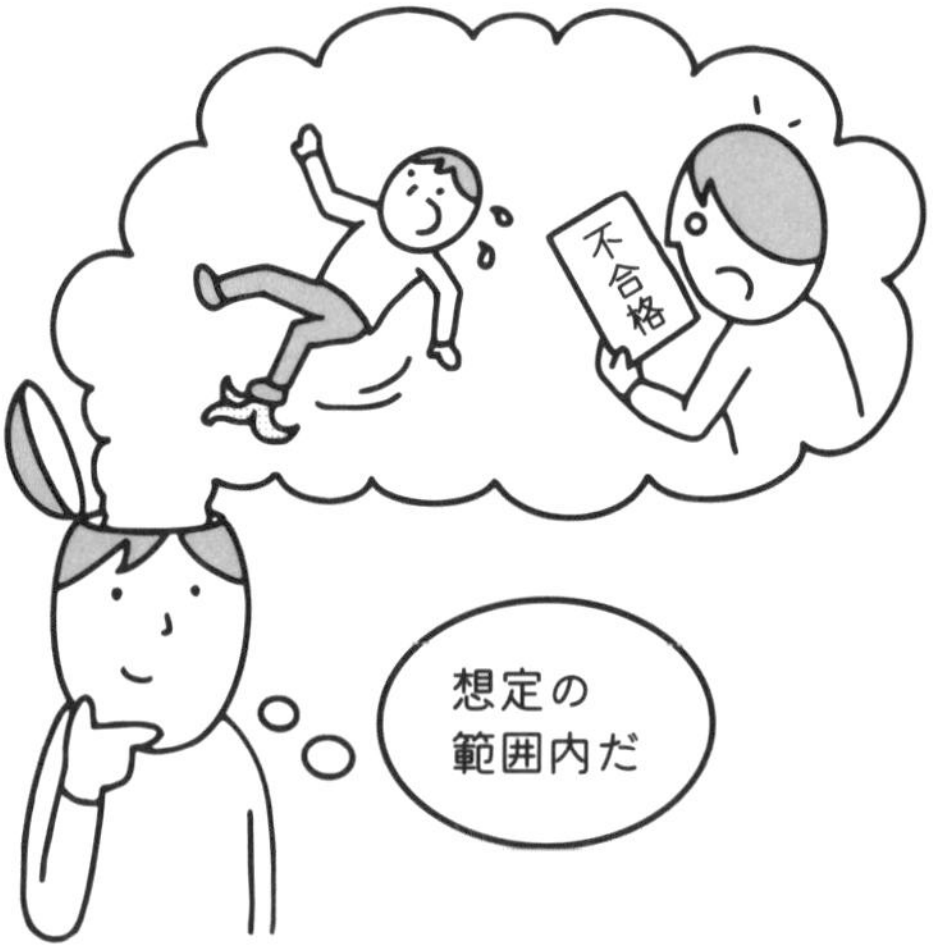

すべて想定内にしてしまえば怖くない

実は医療従事者にとっては「いつも最悪なケースを考えてしまう」は必要不可欠な思考です。患者さんの最悪なケースを常に想定して、それを防ぐにはどう動けばよいか、瞬時に決断が要される仕事のため、最悪なところから考える必要があるのです。

マイナスイメージを持つことは悪いことだと思われがちですが、それはマイナスイメージ「しか」考えず、そこで思考をストップし「不安だ」となってしまうからなのです。

マイナスイメージを想定したら、「それ以下はない」と気持ちを持っていくことが大切です。そのためにも、徹底して最悪の状態をイメージしきってください。

「これ以上の最悪ってないよね」というレベルで、です。そこまで想定できると、「さすがにそれ以下になることはないでしょう」と脳がラクになれるのです。

「明日のプレゼン、企画が通らなかったらどうしよう」と不安になったら、最悪プレゼンが通らなくても、最初の1分間で思いを伝えられたらいい。上司にがっかりされても、減給されても死ぬことはないだろうと思えると、すっと気持ちがラクになりませんか？

最悪な状態を想定して、「それ以下はない！」と思えると、「今」をリラックスして、自然体で過ごせるようになるのです。

プレゼンでは1分間で思いだけでも伝えられたらいい、と自分自身が納得できるところを想定して、基準をつくっておきます。

すると1分を越えたらあとはおまけの時間。自分の目標はクリアできたと思うと、すでに成功しているので、2分以上話せている自分は大成功！　動揺が一気になくなっていくのも感じられるでしょう。

自分がリラックスすると、聞いている相手もリラックスして、その場にいい気がめぐるようになります。結果、本当に大成功できる可能性が格段にアップするのです。

想定をできるだけつくっておくと、不安を抱くことで生じるプレッシャーや動揺などの悪影響を断ち切ることができるわけです。

「私って、いつも最悪なケースを考えてしまう根暗な人」と悩むのでなく、「最悪を想定」できることは脳をラクにする最高の方法なのだと考えてください。

そのとき大切なのは、マイナスイメージだけを抱くのでなく、「これ以下はない」というところまで徹底的に最悪な状況を想定しきること。

そして自分がここまでできれば花まる！　という基準を持つことです。

02

やりたいことが見つからない

小さな行動を続けるとどこかで「好きなこと」に出会える

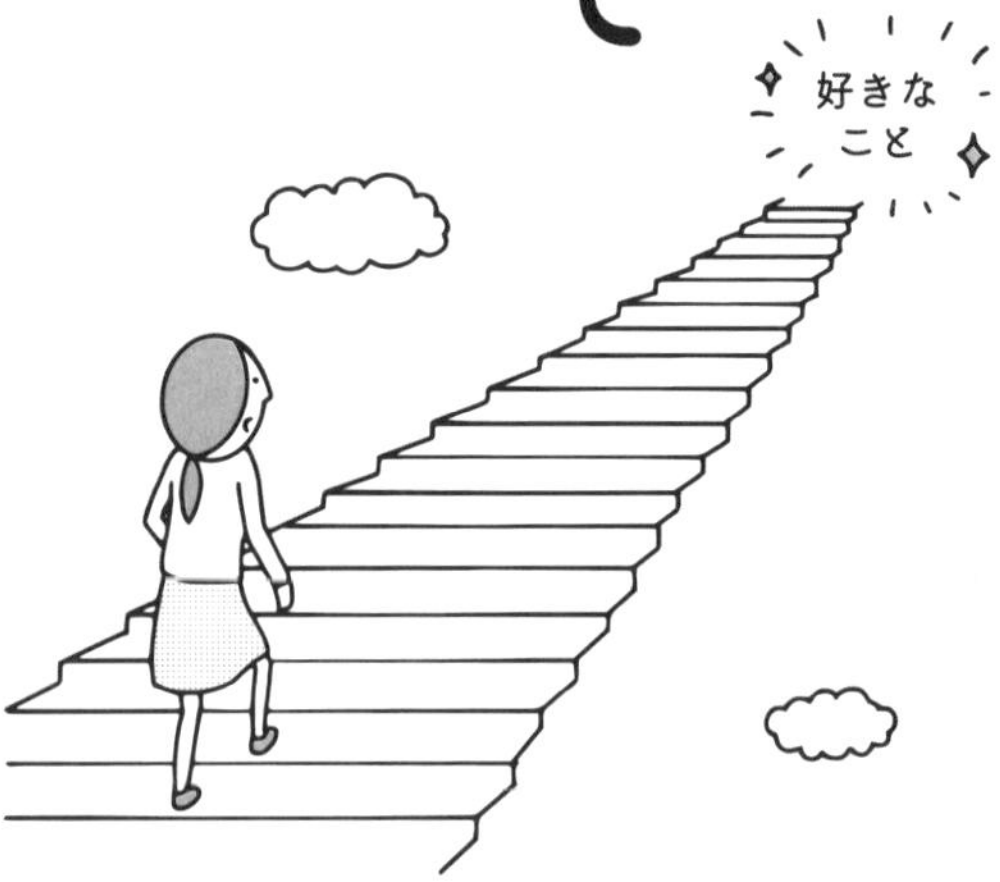

夢は待っていても降りてこない

さまざまな生き方が考えられる今、「やりたいこと」を見つけるのは難しいかもしれません。仕事の種類も働き方も、結婚も子育ても、人生における選択肢が増えている中「自分は何がしたいのだろう？」「やりたいと思えることがない」と悩む人も多いでしょう。

ただ、そこで一度考えてほしいのは、やりたいことを見つけるために、体を動かしているかどうかです。

「夢」は、ただじっとしているだけで天から降ってくるものではありません。神様でもない限り、ふっとやりたいことが降りてくるなんてことはないのです。

夢とは、新しい場所に行ったり、人に会ったり、何か行動することで、初めて見つかっていくものです。「やりたいことがない」と悩んでいる人は、単純に体を動かすことが少ないという可能性が大いにあります。

やりたいこと、というのは自分が何にわくわくするか、何が得意で何が不得意なのかを知らなければ思い描くことすらできないものです。

やりたいことがある人は、必ず行動を起こしています。これは、やりたいことがあるから行動しているように思われがちですが、実はその反対。小さくても行動し続けることで、やりたいことが見つかっていくのです。

行動を起こす人ほど、失敗も多くなります。しかし、失敗も重ねながら自分の得意不得意を知り、わくわくするポイントをつかむことで、やりたいことが自然に見つかるようになるのです。

脳番地で見ると、「行動する」には、運動系脳番地が使われます。つまり、**やりたいこと、夢を見つけるためには、運動系脳番地を強くすることが必要です。**

そのためにできるのは、体を動かす習慣を持つこと。運動と夢というと、結びつけにくいかもしれません。しかし、前述したように、夢は行動の先にしかありません。そして行動とは体を動かすこと。

足を運び、手を動かし、そうして自分がなしたことからしか、夢は生まれないものです。

まずは、体を動かす習慣をつけることから始めてみましょう。

私の人生を振り返ると、脳科学者となった今があるのは、脳のことが知りたいとがむしゃらに動き続けたからだと確信しています。正解どころか参考になり得る文献もなかった脳科学の世界。どこに答えを探したらいいのかもわからず、宗教学や心理学を学んだり、ヨガをしたり、滝に打たれたり、本当にいろいろなことをしてきました。

夢を探すための行動は、直結することでなくてもいいのです。遠回りしているように思えても、後から振り返ってみるとつながって見えてきます。あまり疑わずにまずやってみる。そうして自分の興味が向く方向を見つけていけばいいのです。

まずは体を動かす習慣で、運動系脳番地を刺激すること。そして、夢と直接結びつかないように思えても、興味のあるほうへ、少しずつ行動してみましょう。

03

一度失敗すると怖くて動けなくなる

自分の現在地を数値化すると人の評価は気にならない

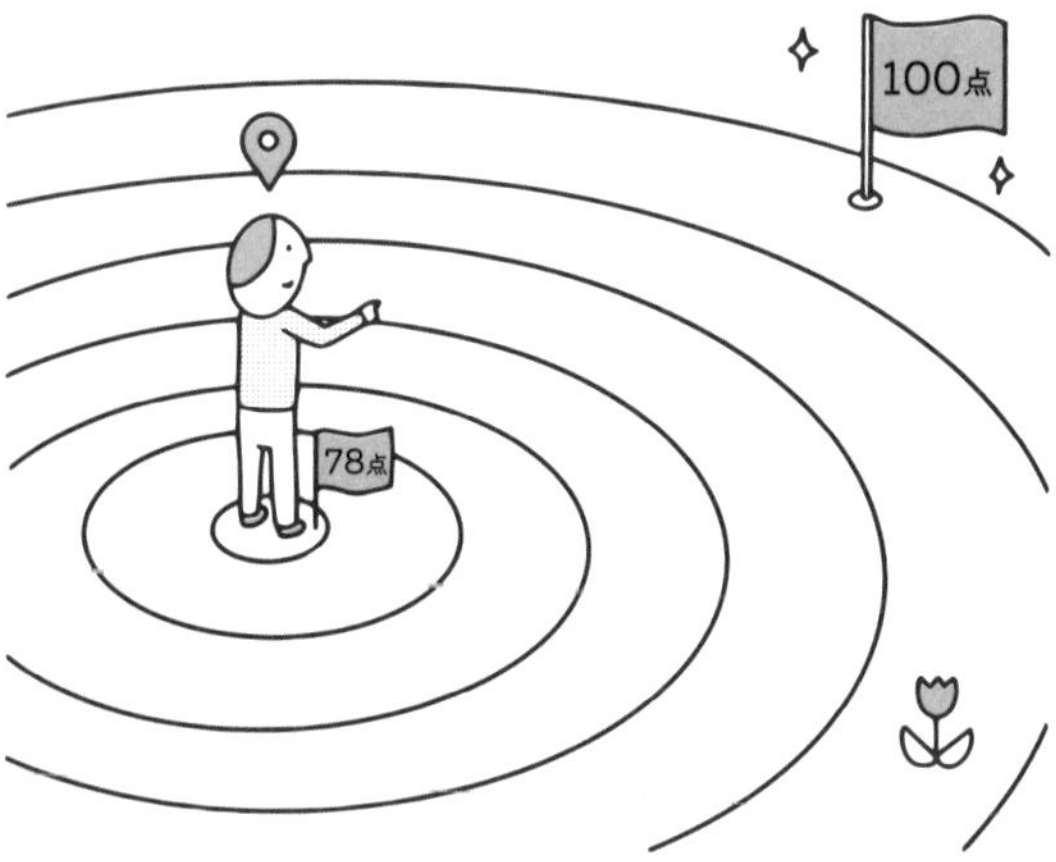

自分を評価することで自己認識が高まる

失敗すると「もうだめだ」と次の挑戦に踏み出せなくなってしまう人は、「何が怖いのか」と自分に問いかけ、恐怖の源泉をたどってみることが必要です。

①評価が下がったこと

②自分を否定されたこと

どちらかの恐怖で動けなくなっているのでしょうか？

①のように自分以外の人を認識して怖いと思うのは実は正常な恐怖です。こうした恐怖は多かれ少なかれたいていの人が抱くものでもあります。

ただ正常とはいえ、失敗への恐怖心が募るあまり、チャレンジできなくなったり、動悸がして仕事も手につかなかったりという状態になってしまうと、辛いですよね。

こうした恐怖にかられているとき、脳は「自己認識」が非常に弱くなっています。脳番地でいうと、自分の感情を受け取る左脳の感情系脳番地が動いていない状態。

本当は卑下する必要がまったくないのに、自分は何もできないと感じ、他人の目ばかり気にして、自分が今いる位置を正確にとらえられていません。

例えば、あなたが会社の企画部に所属しているとします。入社して3年目、これまでも商品のPRプロジェクトに関わってきましたが、これといった成績をあげられないままの日々が続いています。提案する企画も、「業界の水準にまったく届いていないのではないか」、恐怖心がつきまといます。

ここで大切なのは、「自分はまったくできないやつ」とゼロ評価にしてしまわないこと。数値化の評価には賛否両論ありますが、私は**自分の座標を正確にとらえるためには、数値で置き換えてみることがプラスに働く**と考えています。

企画の合格ラインは50だとして、実はもう48までできているのに、ゼロだとしてしまうのは大きな間違いです。できていないとしてもそれはあと2点だとわかれば、「できないかもしれない」という恐怖が「できそう！」に変わりませんか？

自分の位置を正しく把握できることで、足りない部分は埋めればいいという発想に変わります。合格まであとどれくらいか、その距離がわかると意欲が湧きおこり、恐怖がなくなっていくのです。

②のように、「自分のことを否定された！」という気持ちが恐怖の根底にあるときには注意が必要です。仕事でのミスの指摘が、自分の存在価値の否定と直結してしまうのは、自尊心が低い人に起こりやすい思考パターンです。

この場合、まずは**ミスを指摘してきた人は「自分自身を否定したわけではない」と思うようにしましょう**。上司の目的は「仕事が滞りなく進むこと」なので、ミスを直してくれさえすればそれでいいのです。あなたのことを否定する気はさらさらありません。上司は自分のことを否定したり肯定したり、むしろそこまで親身になってくれてはいないのだと、少々ドライに考えてみましょう。

否定されたような気持ちがして、落ち込んだり、次はできるのかと怖くなったりすることは、差はあるにしろ誰でも感じたことがあります。大切なのは自分がそうした思考パターンに陥っていると自覚すること。思考の癖に気づければ、脳は必ず変えていけます。

04

将来のことが不安でしかたない

不要な不安を切り捨てると「今考えるべきこと」が見えてくる

終わりのない不安は思い切って区切る

老後の生活、年金、健康や災害……将来への不安を抱えている人は少なくないと思います。近年では、老後資金2000万円問題も、多くの人の不安を増大させました。

お金、健康、家庭はいつの時代も不安のトップ項目です。

でもその不安、本当に今、あなたが考えるべき不安ですか？

将来のことで不安になったら、次の2つで区切ってみましょう。

①自分の不安と社会が作り出す不安

②目の前の不安とその先の不安

例えば、「ガンになるかもしれない」という不安を①で区切ってみましょう。

ガンになるかどうかは、家系や生活習慣、年齢を考えてみると自分が発病する可能性やその時期の予測が立ちます。もちろんガン家系でないから、健康を意識しているから、若いからといって、発病の可能性がまったくないとは言い切れません。

しかしニュースなどにあおられて、明日にでもガンになってしまうような不安に襲われるのは、社会が作り出す不安が自分の不安だと思い込んでいるからです。ガンを疑う要素があればしかたないですが、ただニュースを見ただけで不安になるのであれば、それは自分自身の不安ではない、と区切ってあげて、心を落ち着かせましょう。

また、②の区切り方をすると、例えば、

「この人と結婚したら、給料も高くないし子供は育てられないかもしれない。このまま付き合っていていいのかな」という先の不安が、

「この人と付き合うか別れるか」という目の前の問題になります。

この違い、わかりますか?


前者の場合、将来を見越して付き合いを考えることは大切ですが、**先の不安を見すぎて目の前にある「考えるべきこと」が見えなくなってしまっています。**これは「その先の不安」、つまりまだ起こってもいないことで、予期不安を爆発させてしまってい

るのです。

その場合は、まず「どこからクリアしたらいいか」と、最初に解決すべきことを考えましょう。そうすると「まだ子供もできていない」→「結婚もしていない」→「このまま付き合うか」と、目の前の問題だけが残ります。

それがわかれば、余計な不安からは解放されるはずです。

このように、まずは①自分の不安か社会が作り出す不安か、②目の前の不安かその先の不安かを判断し、余計な不安と区切って考えるようにしましょう。

不安が整理されれば、その不安にどういう対処法があるか、冷静に考えることができます。このとき、脳では理解系脳番地が働き、分析力が高まります。

例えば、ガンになりそうな家系だとわかったとしたら、「これは自分の不安だ」と認識し、保険に入る、生活習慣を見直すなど、できることから対策を始められます。

または恋人に対して「とりあえずもう少し付き合ってみよう」と決めたら、冷静になってお金や子育て以外の視点から、その人を判断することができます。

余計な不安をそぎ落とすと、抱えている問題は意外とシンプルなものです。

05

人に依存してしまう

いつもの習慣を疑ってみると意外と他の選択肢が見つかる

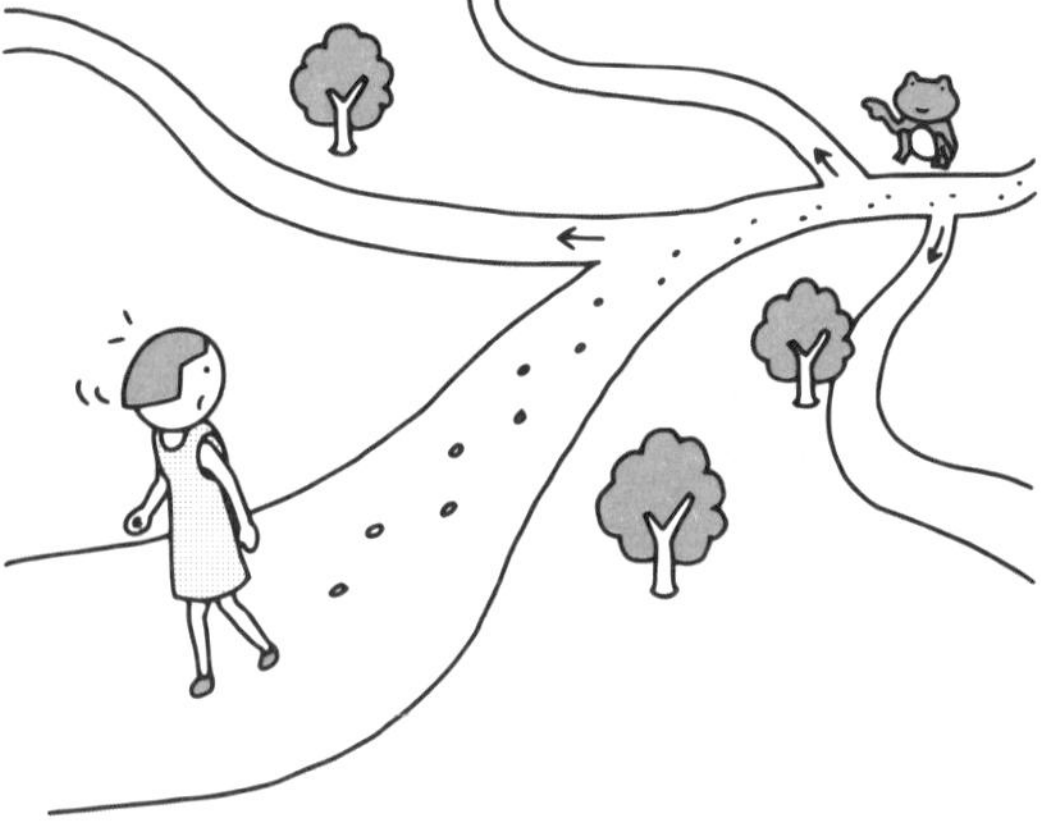

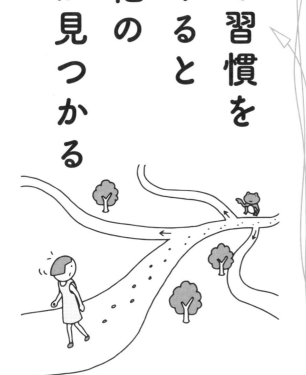

執着してしまうのは脳がラクをしようとするから

「常に誰かが傍にいないと不安」
「恋人がいないと生きていけない」

人に限らず、特定の考え方やものに依存してしまうとき、実は脳では「一人でいることが不安」だとは思っていません。意外かもしれませんが、本当は「一人でいるのが不安」なのではなく、「自分がやっていることに自信がない」から、何かに依存してしまうのです。

この現象は、脳がラクをしようとするために起こっています。

目の前のことが継続できなくなるとき、思考系脳番地が不安定な状態になります。例えば仕事のルーティンや習い事、生活リズムなど、それまで続けてきたことができなくなったとき、一般的には精神不安定といわれる状態になります。ドーパミンが出ず、脳がうまく働かない状態です。やることや継続することがない状態を不安だと錯覚しているのです。

「何かしたい、でも自分ではやりたくない」

そういうときは人の考えに頼ったり、人に動いてもらいたくなったりしますよね。そうした「自分はできない」「誰かにやってほしい」という思考が、依存につながります。つまり依存体質なのは、思考系脳番地の働きが弱まっているサインなのです。

この依存脳から抜け出すためには、まず脳を休ませること。寝不足や運動不足など、生活環境が悪くなると、思考系脳番地がうまく働かず、不安だと錯覚して何かに依存してしまうのです。

何かに依存してしまうなと自覚したら、まずは生活を見直してみましょう。

そしてもう一つ有効なのは「いつもの流れを変える」ことです。

何かに依存している状態は、他の選択肢を考えなくていいので脳はラクになります。

それが続くと他に選択肢が考えられなくなります。「この人じゃないとだめだ」「これ以外は信じられない」、そうやって依存脳がつくられているのです。

依存のループから脱出するには、他の選択肢を考えられる脳になる必要があります。

「いつもの流れを変える」とは、例えば生活のルーティンを変えてみること。いつもと違う飲み物を飲む、帰り道を変えてみるなどです。

または、いつもと違う役を演じてみることも有効です。お芝居ができればよいですが、日常の中でもいつもと少し違う自分を演じてみることで、「こっちもありかも」と新しい選択肢を得られます。身近な人の前では恥ずかしいときは、店員さんなど、一度きりの関係の人の前で演じるのもいいかもしれません。

そうして小さなところからいつもの流れを変えてみることで、一つのことに依存せず、「こっちでもいいな」と他の選択肢も選べる脳にしていきましょう。

06

夜不安になって眠れなくなる

悩む時間を夜から昼にすればすっと解決してしまう

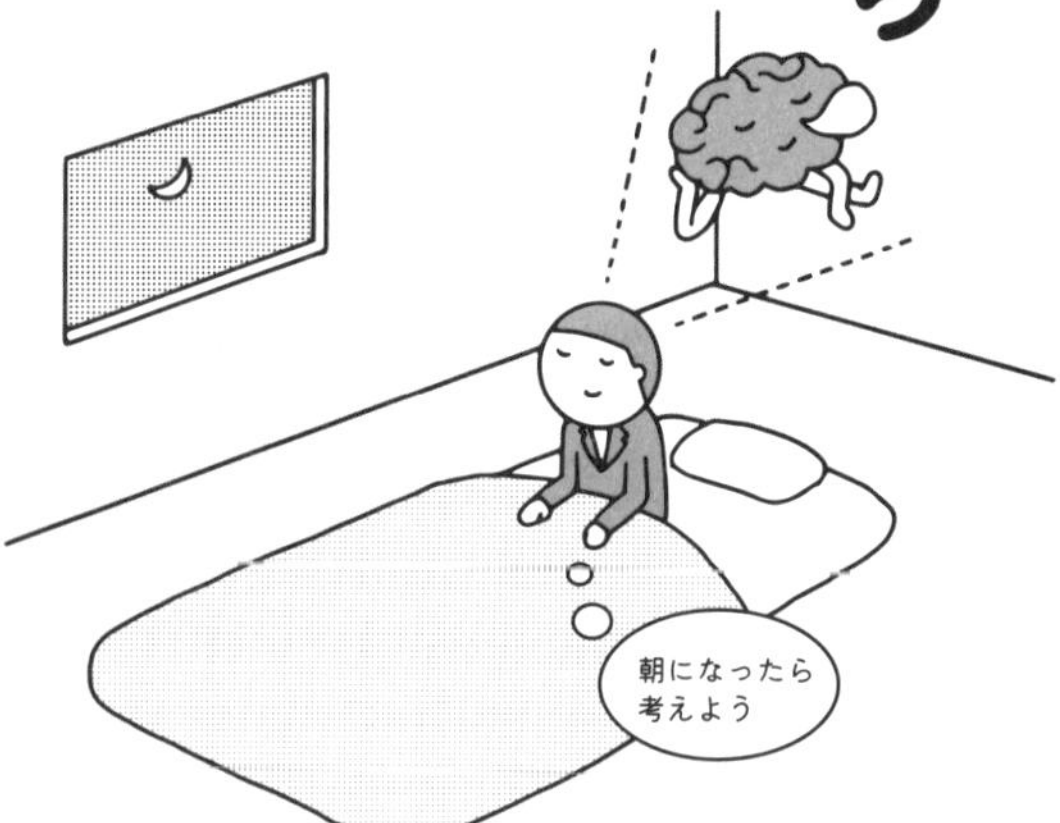

夜に悩んでも何も解決しない

不安になりやすい人は、夜に悩んでしまう傾向があります。

「あのときこう言えばよかったかな……」
「仕事が終わる気がしない……」
「最近彼氏が冷たい気がする……」

このように**夜に心配事が増えてしまうのは、脳が覚醒していない**からです。脳がうまく働かず、判断が鈍くなってしまいます。そのため明確な答えが出せず不安になって、眠れなくなってしまうのです。

つまり、夜に心配事が増えるのは、脳が休もうとしているサイン。そうしたときはあきらめて寝ることが一番です。

それでは悩み事は解決しないのでは？　と思われるかもしれません。たしかに寝てしまえばその問題を明日に繰り越してしまうことにもなります。

そこで実践してほしいのが、夜に悩まず、昼に考える習慣をつけることです。

人は、夜と昼の脳はまったくの別人格になります。同じ悩みに対してもアプローチが全然違うのです。

「まったく連絡とったことがないけど、○○さんに会いたいな」という悩みを抱えていたとしましょう。

これが昼だと「よし、思い切って連絡してみよう」と考えられることが、夜になると「いきなり連絡したら、引かれるかも……」「会いたいのに会えないから辛い」など切れ味の悪い悩みのループへと陥る結果になるのです。

夜だと解決策が見つからずもやもやしていたものも、昼に考えてみると悩んでいることが明確になり、「こうすればいいんだ」と行動に移すことができます。

仕事や勉強においても、夜に作業してもなかなか進まなかったものが、午前中に作業すると驚くほど進むこともありますよね。

これも、午前中のほうが脳も覚醒していて、適切に判断ができているためです。

夜に悩みだす＝脳が休みたいサインだと変換して、夜は頑張らないことをおすすめします。昼間なのに夜のような悩み方をする人は、昼夜逆転していないか、自分の生活習慣を振り返ってみましょう。

お日様と一緒のリズムで生活すると、脳は覚醒すべきときにきちんと働き、性格まで変わるほどの変化を実感できますよ。

07

嫌われるのが怖い

人の気持ちなんて
わからないから
自分の気持ちを考える

人の気持ちなんて考えてもわからない

「嫌われたくない」と思わない人はいないかもしれません。誰しも「嫌われたい」と思ってコミュニケーションはとらないでしょう。

特に謙虚さを美徳とする日本人にとっては、周囲の人に合わせること、和を乱さないことを重視するため、「嫌われる」ことへの不安も強いのだと思います。その結果、周りに合わせすぎて自分を出せずに悩む人がたくさんいます。

そうして周りを気にするあまり、「嫌われているかも」と悩むケースも多いのですが、ほとんどの場合は思い込みで、自分で悩みをつくってしまっているのです。

自分は嫌われているのか、どう思われているのか、それは自分の頭で考えていても答えの出ないことです。まずは自ら答えのない悩みを生み出してしまっていることに気づくことが大切です。

例えば、「仕事のシフトが自分だけ土日を休みにしてもらえなかった。私は嫌われているのかもしれない」と悩むAさんがいました。

実際は職場の人はどう思っているのかなんて、わからないですよね。Aさんが希望を出さなかったから、希望を出した人を単に優先したのかもしれませんし、もしかしたら、先輩を優先しなければという忖度が働いたのかもしれません。ただシフトの組み方だけで「嫌われている」と断定することはできません。自分でつくり上げたことでもんもんとしているわけです。

そこに気づかずにいるとどんどん不安は膨らみ、Aさんはより自分を抑えて過ごすようになりました。その結果、職場へ行くこと自体が大きなストレスとなり、仕事が続けられないかもしれないという状態に。根拠のない不安は、Aさんの人生を変えるほど大きく膨らんだのです。

多くの人たちは、このように自分の気持ちを抑えることで「嫌われる」ことを解消しようとしますが、それでは「嫌われるかもしれない」不安を増幅させる方向にしか向きません。

「嫌われたくない」不安を解決していくには、自分を抑えるのではなく、自分は何を考えているのか、どうしたいのかを明確にすることが必要です。

これは、人に自分の意見をぶつけるということではありません。それはハードルが高く、すぐには難しいでしょう。

初めの一歩としておすすめなのは、日記やブログに自分の気持ちを書き出すことです。そうすると思考系脳番地と伝達系脳番地が働き、形のない不安に輪郭を持たせ、何が自分を不安にさせているのか、それは事実なのかを客観的にとらえられるようになります。

書き出してみると「あれ？　これって不安に思う必要のないことだった」と拍子抜けすることも多いでしょう。

答えがない悩みを解決しようとしても、延々と悩みが膨らんでいくだけです。もし本当に嫌われているとわかったら原因を改善すればいいし、その場を離れてもよし。解決への選択肢が生まれて安心することができます。

08

自分は孤独だと思う

やりたいことを書き出してみると孤独感がすーっと薄れる

やることがないと孤独を感じる

人は「孤独だ」「さみしい」と思うと、自然と「人」を求めてしまいます。

例えば、孤独を感じると「誰かといたい」と思って、恋人や親しい友人がほしいと考えることがあるでしょう。

でも、その孤独感を本当に満たしてくれるのは、恋人や友人でしょうか？

なんとなく満たされないさみしさを感じて、親しい人と過ごしても、どこか不安は抱えたまま。別れて一人になるとむなしさに襲われる……。

多くの人は孤独を感じると「人」で埋めようとしますが、本当の原因がそこにない限り、それで満たされることはありません。

本当の意味で孤独感を満たしてくれるのは、自分がやりたいことです。

例えば、何もすることがない休日や、仕事の暇な日が続くと、どこか満たされずにもやもやすることはありませんか？

これが「孤独感」の正体です。

人はやることがないと心が満たされないので、何かで埋めようとします。そのときに「人」で埋めようとしてしまうのです。しかし、本当の原因は、「やることがない」こと。誰かに頼って満たそうとしても意味がないのです。

このとき脳では「次の行動」が決まらないので動きがストップ。正しい判断ができなくなり、不安のループに入っていきます。そこから抜け出すには、自分から「やりたいこと」を見つけて実行するしかありません。

そのためにまずは、**できるかできないかは関係なく、自分のやりたいことを見つけて、書き出してみましょう**。「いつかノーベル賞を取る」という漠然とした大きな夢でも、「今日は〇歩歩く」という日常の小さな目標でもかまいません。

「やりたいこと」が言語化できれば、そのためにどんな行動が必要かも見えてきます。次にやるべき行動がわかるので、脳もフル回転。止まっていた思考も動き出します。

そうすると自然と「孤独」を感じる暇もなくなっているはずです。脳も次にやるべきことたちで満たされていき、孤独感が入る隙間もなくなります。

そして「やりたいこと」を考えるときに一つ覚えておいてほしいのが、**今やりたいことは今すぐ実現するとは限らない**、ということです。

どんな天才だったとしても、まわりの環境が整わなければ実現できないこともたくさんあります。世紀の発見をしてきた偉人たちも、すぐに受け入れてもらえたわけではありません。

すぐに結果を出さなくても、まずはその道にのっていればいいのです。私も脳番地を見つけて広めていくのにたくさんの時間をかけてきましたし、今でもまだ道の途中です。

まずはやることをつくって、脳を満たしていきましょう。

09

何も知らないことが不安

知識を「記憶する」脳ではなく「動かす」脳をつくる

量ではなくどう使うかが大切

高校生の私は、まさにこの不安に襲われていた一人です。人と接する中で、自分が知らない単語や世間話でわからないことがあると「自分は何も知らないんだ」という不安にかられてばかり。もっと勉強しないといけないという焦りと、周りはみんな知っているのに、自分は知らないということに対する遅れを感じ、どんどん自信を失っていきました。

当時の私は「知らない」ことに強い危機感を抱いていたのです。

しかし、重要なのは知識の量ではありません。知識は「記憶」として脳に蓄積されていきますが、知識だけではいつかマンネリ化していき、脳は成長しなくなります。**重要なのは知識量ではなく、知識をどう使うかです。**

たとえ知識がなくても、ある問題にぶつかったとき、頭の中でそれをどう処理していくか。脳というハードウェアをうまく動かせるほうが、はるかに大切なのです。

知識を得るだけでなく「使える」ようにするには、知識を自分のものにしなければなりません。

そのために必要なのが「疑う」ことです。

例えば知識を増やそうとたくさんの本を読んだとします。この時点では、脳では記憶系脳番地が使われ「記憶」としての知識のみが残っています。

これを、本に対して「それは本当か？」とツッコミながら読むようにするのです。もちろんすぐにその答えは出ないと思いますが、ここで「わからない」を生み出すことが大切です。

「わからない」ことが出てきたら、それを自分で確かめていきます。例えば本に書いてあるワークを実践してみる、その根拠を探してみる、そうして**「実践」していくことで「人の知識」を「自分の知識」にしていく**のです。

これが「知識を脳で動かす」ということなのです。

以前、私もこの違いを知らずに恥ずかしい思いをしたことがあります。

ある脳の研究について、私が「この論文にこう書いてあるので……」と説明すると、それを聞いた先輩医師に「それは自分で確認したのか？」と言われました。

私が「自分の知識」として話したつもりでも、それはただの記憶としての知識だったのです。

知識を疑って自分のものにしていく、というと難しく思うかもしれません。でも**大切なのは心から「知りたい」と思うこと、学ぶことを楽しむこと**です。

そのためまずは、自分の好きなこと、興味のあることから始めるといいでしょう。苦手なことから始めてしまうと続けるのも苦になってしまいます。まずは好きなことで、学ぶ楽しさを覚えながら「知識を動かす」感覚を身につけていきましょう。

今、あの頃の私のように「知らない」という不安に押しつぶされそうな人には、その不安は持つ必要のないものだと断言します。安心して手放してください。

脳はいつまでも成長し続けてくれます。

知らないことを恐れずに、知って使う脳力を発達させていきましょう。

10

自分の能力に合うものがわからない

不得意なことでも「やりたい」気持ちがあれば脳が成長する

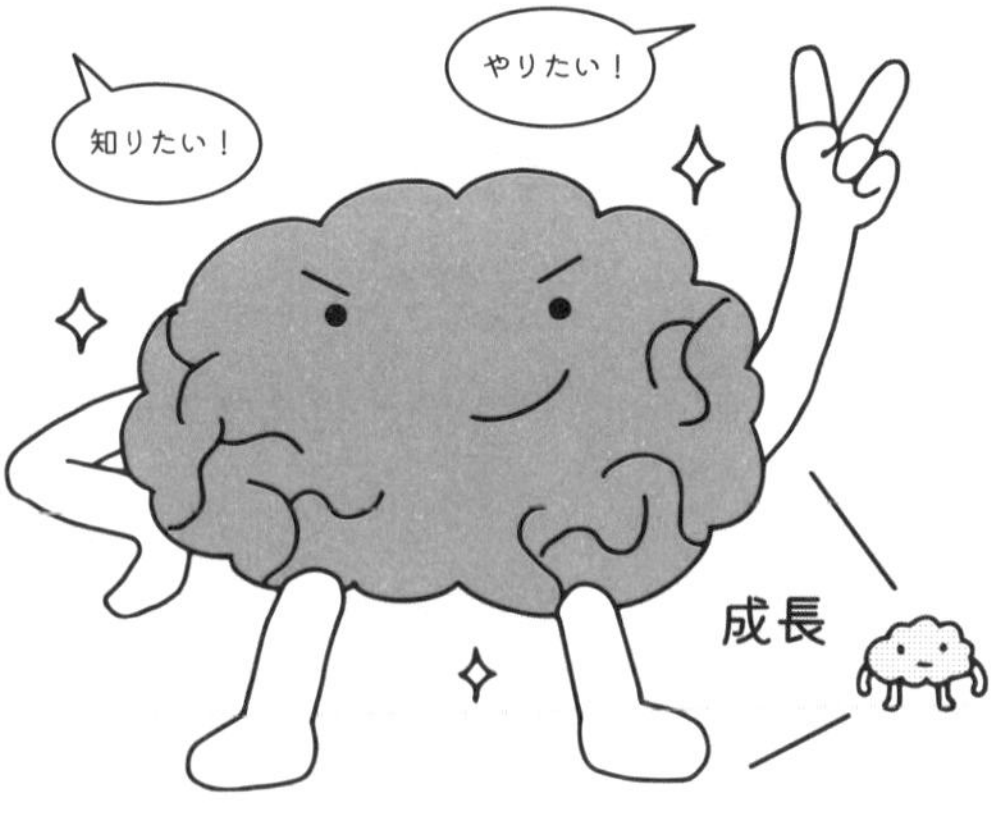

自分のやりたいこと・得意なことを書き出す

以前、明石家さんまさんの番組で、脳の特徴から適職を判断する特集に出演させていただきました。それを機に、多くの人から自分の脳番地の特徴を見てほしい、脳の力に見合った職は何か知りたいという声が寄せられました。

どんな仕事が合っているかわからないという人は次のどちらか、もしくは両方の悩みを持っています。

①自分がどうしたいかわからない
②自分自身の強みがわからない

そこで、自分のやりたいこと、得意なことが見えてくる簡単なワークを紹介します。

まず縦軸に「得意」と「不得意」、横軸に「やりたい」「やりたくない」と、座標を4つの範囲に分けてみます。

8つの脳番地から自分がよく使えている脳番地を「得意」の縦軸の横に書き出しましょう。次のページの「脳から探す適職シート」も参考に、得意なことを書き出してみます。横軸のやりたいこと、やりたくないこともランダムに書き出していきます。

1の領域「やりたくて、得意」に属する仕事があなたの脳力に最適な仕事です。2の領域「やりたいけど、不得意」は、不得意な脳番地を高めることで1に入っていく可能性があります。適職になり得るものですね。

3の「やりたくなくて、できない」は選ばないほうがいい仕事です。ここに属する仕事をしていて、苦しいけど頑張らなきゃと、自分を奮い立たせているとしたら「辞める」という選択も考えたほうがよいでしょう。

実は、「やりたいことがわからない」と悩むことが最も多いのが、4に属する仕事に就いている人です。本当はやりたくない、でもできてしまうから「この仕事は自分に向いているのかもしれない」と、続けてしまうのです。

ただどこかで「このままでいいのかな」「向いているのかな」という葛藤を抱えている人が非常に多いのです。

脳から探す適職シート

❶思考系脳番地

経営者、小説家（クリエイター）、棋士、プログラマー、投資家、発明家、各種リーダー、イベントプロデューサー、人事担当

❷運動系脳番地

料理人、農家、漁師、ピアニスト、陶芸家、技術職、プロスポーツ選手、ダンサー、理学療法士、家事代行、運送業

❸聴覚系脳番地

コールセンターのオペレーター、落語家、通訳、DJ、医師、クレーム処理、受付窓口係、カウンセラー

❹視覚系脳番地

デザイナー、漫画家、画家、気象予報士、画商、司会者、写真家、ブロガー、YouTuber、建築士、モデル、イラストレーター、美容師

❺感情系脳番地

俳優、整体師、保育士、ベビーシッター、介護職、看護師、キャビンアテンダント、演出家、トレーナー

❻伝達系脳番地

接客業、営業、旅行の添乗員、政治家、手話の通訳、記者、宗教家、声優、ライター、各種インストラクター、外交官、事務職

❼理解系脳番地

弁護士、弁理士、編集者、保健師、マーケター、研究者、経営コンサルタント、公認会計士、エンジニア、栄養士

❽記憶系脳番地

教師、大学教授、図書館司書、生産管理、ソムリエなどの専門家、銀行員、公務員、税理士

※必ずしも、該当の職種がその脳番地だけを使うというわけではなく、
「重要な役割をする」と考えてください。

私は、究極、得意でなくても「やりたいこと」であれば適職であると考えます。**脳というのは適応する能力が高いので、「やりたい」ことの場に身を置けば、それまで働きにくかった脳番地が稼働し始め、不得意は得意へと変わっていきます。**

「脳のことを知りたい」と強く思った私は、医師の仕事が得意かどうかなど一切考えず、医学の道へ進みました。医師になってからは、自分ほどこの仕事に向いている人間はいないのではないかというくらい喜びにあふれました。

それは「できる」「できない」を超えて、「知りたい」「やりたい」という気持ちに従った道を選び、脳が適応してくれたおかげだと思っています。

たしかに生まれつきの脳の働きによって、適性というのもありますが、特に仕事の場合は自分を変えてまでそのことをなし得たいのか、ということが一番大切なのではないでしょうか。

Chapter 3

自信が持てない人の処方箋

file 002

自信が持てない人

症　状

□ 顔もスタイルも好きになれない

□ 仕事に自信がない

□ 自己PRができない

□ 優柔不断で決められない

□ 嫉妬しやすい

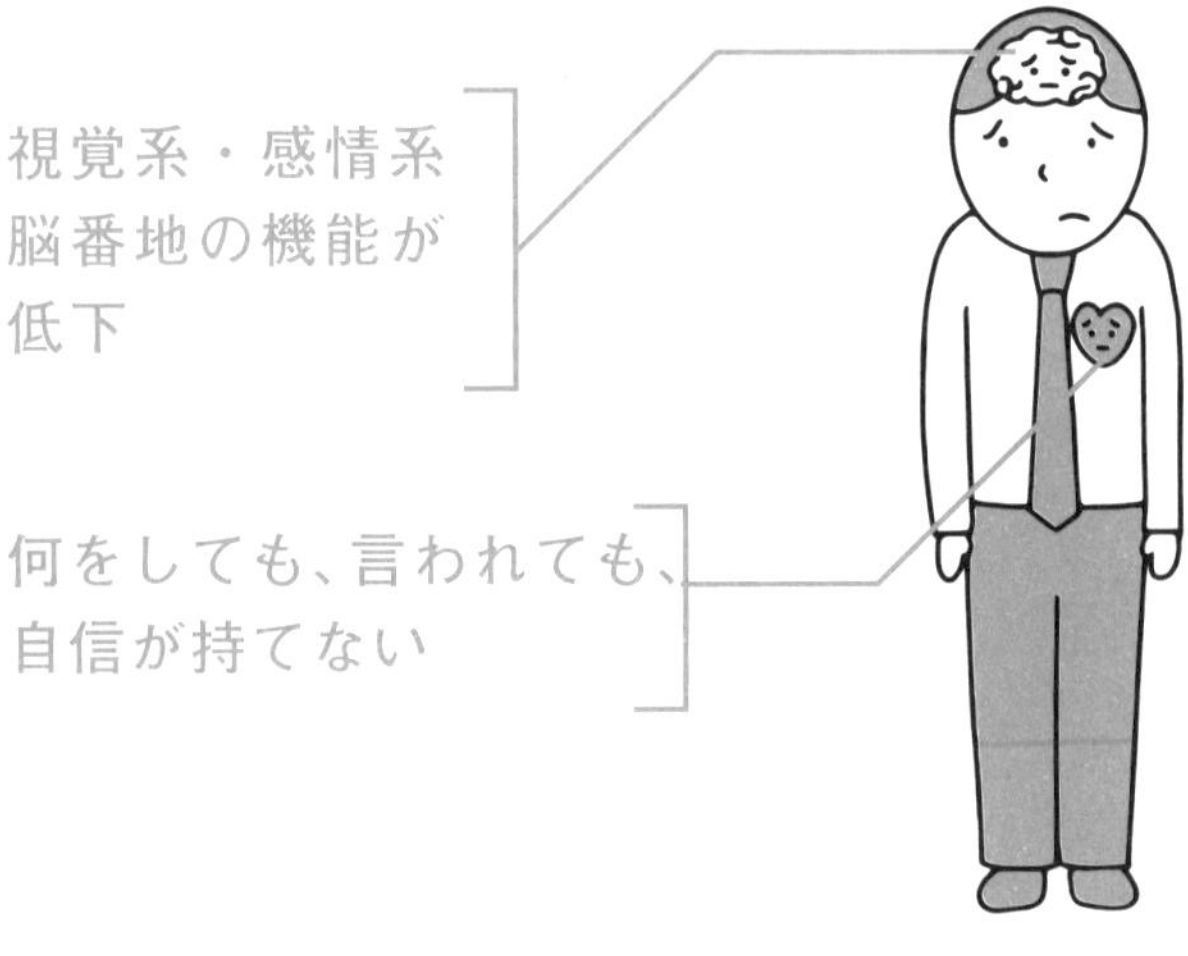

視覚系・感情系脳番地の機能が低下
何をしても、言われても、自信が持てない

自分で判断基準を持っていない

自分に自信が持てない人、いわゆる「自己肯定感」が低い人たちは、事あるごとに自分と人を比較して、「だめな自分」に落ち込みます。

こうして人と比較して「自分の存在が下だ」と考えてしまうのは、その**判断基準を世間や他者の基準に置いているからです**。

自分で基準を持たないために、人の言動に一喜一憂し、最終的には「だめな自分」に着地する脳の仕組みが出来上がっています。どんなに頑張っても、どんなにほめられても「自信が持てない」というのは、脳がこうした思考パターンを身につけてしまった結果なのです。

一方で、自己肯定感が高い人は、自分目線をしっかり持っています。

「私は自分の価値観の中でこう判断するけど、あなたはあなたの価値観で判断してね」と、自分で自分の基準をつくり、人との比較で優劣をつけることをしません。物事を自分の軸を持って判断するのです。

自分目線が定まると、人の意見に左右されることがなくなるのはもちろんのこと、頑固になったり、異常にこだわったりすることがなくなります。そうして自分を変えることも厭わないため、物事がスムーズに進みます。

他者と自分を比較しないことは、他者の価値観や生き方を自分の基準で判断しないことでもあります。自己肯定感が高いほど、他者肯定もまた高くなるのです。

自分の感情を理解できていない

自分の軸を持ち、自己肯定感を高めるために有効なのは、身近な人と会話することです。

家族でよく会話する環境に育った人は自己肯定感が高い傾向にあります。その理由を脳の仕組みから探ってみましょう。

人の感情を司る感情系脳番地は、まず他者の感情を理解する右脳側が育ち、その後で自分の感情を理解する左脳側が発達します。自己肯定感をつくるのは左脳側ですが、左脳側が発達するには、右脳側の発達が必須です。

つまり、他者の感情がわかるようになって初めて、自分の感情を理解することができるようになるのです。

自分の軸を持つというのは、「自分は何が好きで、何が嫌いか」「何に怒り、何に感動するのか」など、自分の感情を理解して言語化できること。単純に考えれば自分を理解することが優先のように思えますが、脳の仕組みはその逆です。

自分の感情を理解するには、まず他者の感情への理解が必須。だからこそ、家族や身近な人との会話は、他者の感情を理解する最大のトレーニング場と言えるのです。

人と会話していると、一人でいるときとは異なる脳の使い方をするため、脳が柔軟に働くようになります。凝り固まった脳が、もみほぐされていく感覚です。

私たちは、特定のパターンに陥ることを「コンプレックスがある」と認識しているため、脳の働きを柔軟にすることで、コンプレックスを消し去ることができます。

自己肯定感が低くなりがちな人も、人と比べてしまうことを恐れて一人でいるよりも、積極的に人と話し、いつもと違う脳の使い方をすることが大切です。

さまざまな人と話すことが一番ですが、初対面の人はハードルが高いので、まず親しい友人や家族、会社や所属しているコミュニティの仲間など、話しやすい人と話しましょう。

自分のことを話せない

自己肯定感が低い人は、自分のことを言語化することが苦手な傾向もあります。言葉で自分を表現することが苦手なので、自分の立ち位置も見えず、世間や他者など、外の基準で自分を評価してしまうのです。

一方、研究者や官僚のように、自分の考えを常に言語化している人は、自己肯定感が高い傾向にあります。つまり、言葉で表現する力を身につけることで、自己肯定感を高めることができるのです。

言葉で表現する力をつけるには、自分のことを実際に書き出すことが効果的です。

例えば過去の自分のプロフィールを振り返ること。今まで自分が何をしてきたかを振り返ると、過去と現在をつなげることで「自分にできること」が見え、自信にもつながります。

また、過去の自分に限らず、日記やブログを書いたり、手帳にメモしたりするなど、自分の気持ちを書く習慣をつけることが、自己肯定感に直結する感情系脳番地を育ててくれます。

診断と処方箋

☑自分で判断基準を持っていない
↓世間の基準ではなく自分の基準を持つ

☑自分の感情を理解できていない
↓家族や親しい友人との会話を増やす

☑自分のことを話せない
↓自分の過去のプロフィールを振り返る

11

顔もスタイルも好きになれない

押し付けられた基準から自分だけの基準に変える

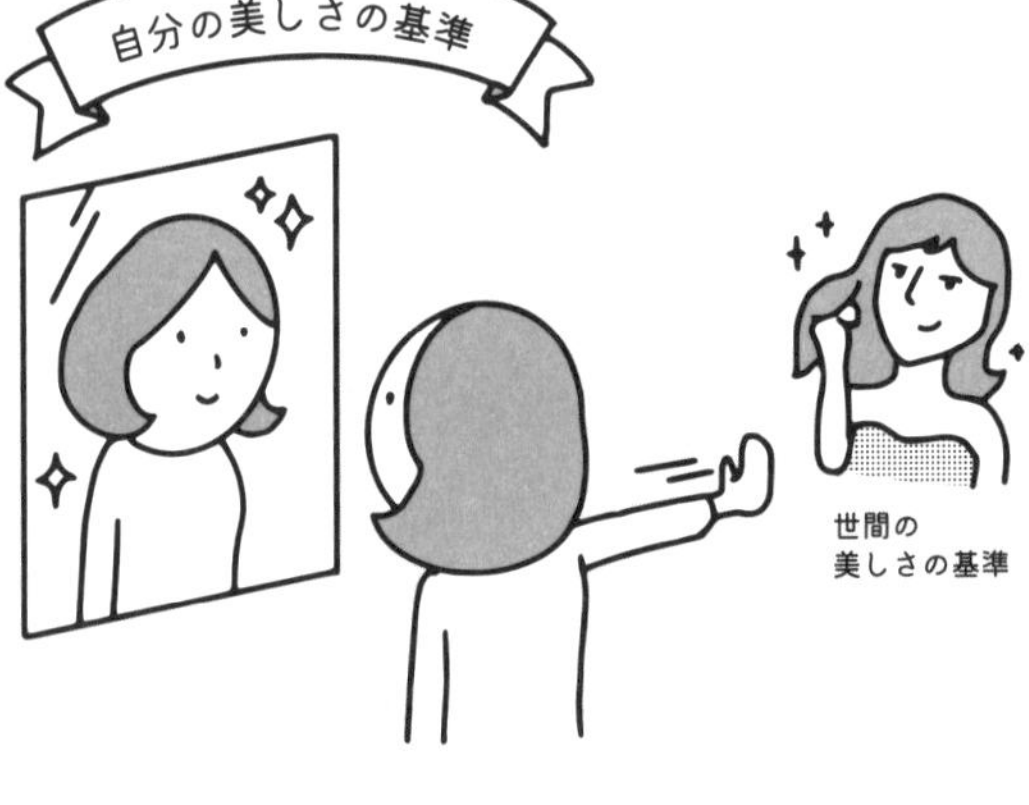

誰もが憧れるモデルは実は平均的な美しさだった

あなたが「美しい」「美しくない」と思う基準は何ですか？

人が「自分の顔はきれいじゃない」「自分はスタイルが良くない」と思うとき、自分の中で一つの基準を持って、それ以上かそれ以下かで判断しています。

多くの人の「美しさ」の基準を作り出しているのが、数々の有名ブランドPRです。

美男美女を取り揃えた広告で流行や新たな価値観を見事に作り出し、多くの人の脳にそれらを「価値があるもの」だと訴えかけてきます。CM、電車の中吊り、雑誌、SNSと多くの媒体で視覚系脳番地に訴えかけ、脳内に一定の美の基準を作り出しているのです。

そうして、意図的に普及された価値基準と自分を比べ、私たちは「かわいくない」「足が短い」「鼻が低い」などと嘆いているわけです。

あなたの価値観は本当に自分の中からつくられたものでしょうか？　それとも無意識のうちにブランドの商業戦略に支配されているのでしょうか？

「自分の外見に自信がない」と思ったときには、まず自分の基準がどこからきたものなのか問いかけてみましょう。

もしあなたが、社会の価値観の中で自己肯定感を下げてしまっている場合、ブランドの価値基準の呪縛をとく魔法があります。

それは、あなたが「かわいい」「きれい」と思っているモデルは実は、極めて平均的な美しさで、あなたの脳はブランドが提示する「平均的商業戦略」に見事にハマり**「コンプレックスを持たされている」という事実を知ること**。

「あんなにスタイルが良くて、かわいい人が『平均』なわけがない」と思われたでしょうか？　そう思ったら、脳がダマされている証拠です。

脳は誰一人として同じ発達状況にはありません。それぞれ違う脳は、ぴったりと重なり合うような価値観を持ち得ることはないのです。**多くの人がある特定のモデルに美しさを感じるというのは、十人十色の脳に共通する美の基準、つまりは平均値にひっかかるような美しさということになります。**

ずば抜けた美しさといいながら極めて大衆的な人なわけです。

ブランドはさも卓越していると見せかけて、平均値に訴えて、戦略的に美意識を作り出します。私たちの脳はその戦略に動かされやすい。ダマされやすさがあるのです。周りの環境にコンプレックスを持たされていないか、自分の美意識を疑うことが大切です。

平均点を目指して、平均点より低いと嘆くのはもったいないこと。あなたの描く美しさはあなたの脳の中にしか存在しないものなのです。自分の良さの発見に意識を向けることが、コンプレックス不安を払拭する近道です。

12

仕事に自信がない

「できなかったこと」から「できたこと」に目を向ける

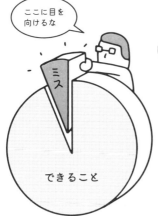

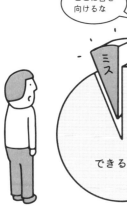

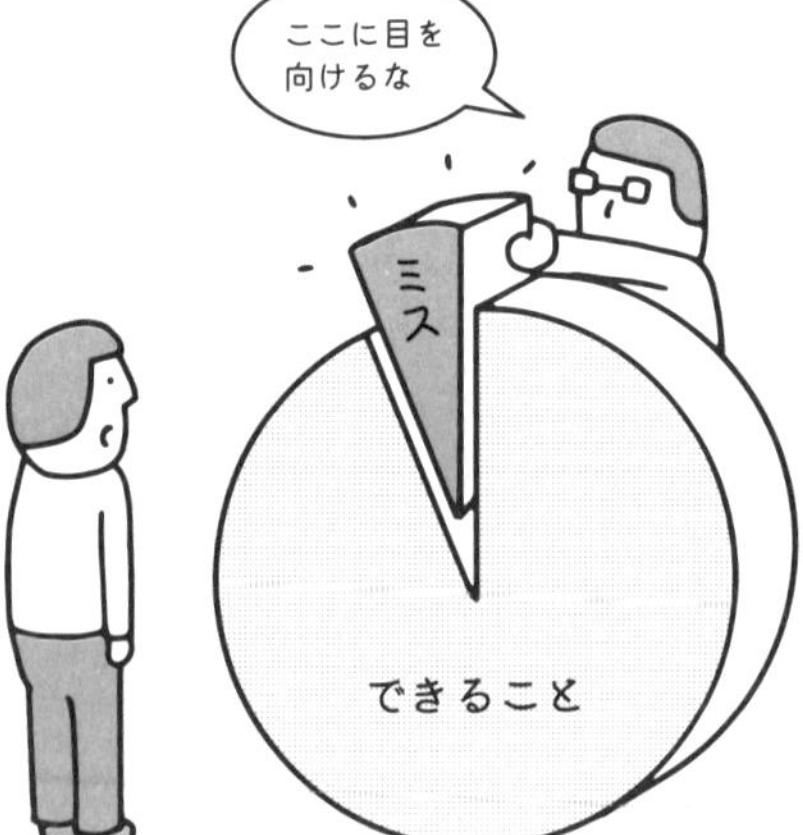

実績履歴書をつくって、「できる」を確認する

仕事でミスをするとたしかに心が痛みます。自分の能力のなさを感じて、落ち込むこともあるでしょう。

ミスの指摘というのは「お前ここに傷があるぞ」と言われるようなもの。自信をなくしてうなだれてしまう人は、一つ傷を指摘されると、それだけで自分は満身創痍の状態だととらえてしまうのです。

人は全身に傷があったら、ブドウ球菌感染症を起こして生きていられません。つまり、実際のところ傷口というのは全身を見渡しても0・1％ほどのものなのです。仕事も全体を通してみると、ミスというのはほんの一部にすぎません。

それにもかかわらず、その小さな傷がちくちく痛み、全身を締め付けるような痛みだと感じるのは、**残りの99・9％の健全な箇所に気づかずに、傷口になっているところにだけ目が行っている**からなのです。

人はできていることに気づきにくいものです。

仕事に自信が持てないというのは、「最近できなかったこと」だけに意識が向いている証拠。そんなときは**「これまでに何ができたか」を考えることが大切**です。

ある女性が「自分の仕事に自信が持てないんです」と相談にきたことがあります。

そこで、入社して10年の間にやってきたことを書き出してもらいました。書き出してみると、会社にも多大な利益を与えるほどの仕事をいくつもなしてきた実績が、どんどんわかってきたのです。

仕事のミスで落ち込んだときには、これまでにしてきた仕事を書き出してみましょう。履歴書を書くように、1年ごとの年表にその年にした仕事を書いていきます。仕事に関わるすべての行動で、「できている」ことがあなたの実績です。

・朝ちゃんと起きて遅刻せずに出勤する
・8時間勤務の間、その場所にいられる
・1年を通してあまり休んでいない

「こんなことでいいの？」と思われたかもしれませんが、これも仕事の実績に十分入るべき項目です。たとえミスやダメ出しがあっても、その他は安定した状態を保っているなら、それは経営者にとって貴重な人材です。

この作業は徹底的に「できていることに目を向ける」ためのもの。こんなことでいいの？　と躊躇せずに、どんどん書き出しましょう。

できたことに対してミス比率は小さいものだと認識できれば、自分を客観的にとらえられるようになり、仕事の傾向とミスへの対策がわかってきます。

上司や仲間に具体的な対策案を相談するも有効です。自分のことを認識できていれば、人からヒントをもらうことも非常に有意義になります。

13

自分から誘えない

「時間」を決めて実行する習慣をつけると自分から動ける

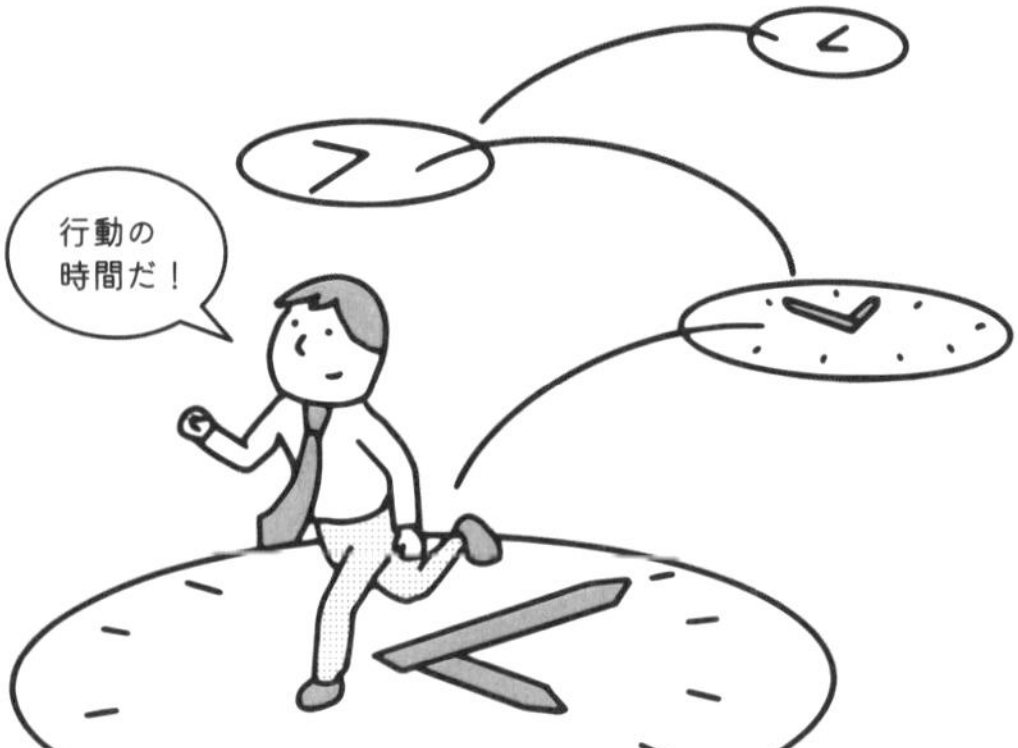

行動スイッチオンで、人生を変える出会いを逃さない

自発的に動けない人は、自分から人を誘うことが苦手です。

片思いの相手を誘いたいときには躊躇する気持ちが出てしまうものです。「片思い」とは男女に限りません。「もっと話してみたい」「また会いたい」という人と出会ったとき、思い切って誘えるか、引いてしまうかで、その後の展開が大きく変わってきます。

思い切って誘ったことで、実は向こうも同じように会いたいと思っていたことがわかったり、共通点がたくさん見つかって親しくなったり、一緒に仕事をすることになったり……人生が変わる出会いになることもあるのです。

しかし、第一関門である「誘う」を突破できなければ、その先の展開につなげることはできません。人との関係をつくっていくためには、ここを乗り越えなければいけ

ないのです。

いざ誘おうと思っても躊躇してしまうとき、

「自分といても楽しくないかも」

「忙しいから迷惑だろうな」

などと言い訳をつくって、なんとか自分を正当化するわけですが、脳は誘えなかったことをちゃんとわかっていて、後悔しているのです。

こうしてもんもんとするのは、行動スイッチを押せないときに出てくる感情です。脳の中で働かせるべき脳番地を使えていないときに、本来の出番ではない感情系脳番地が動くことによって起こります。

「誘う」というのは自発運動です。この自発性を生むのが左脳の思考系脳番地。ですから自発的な行動スイッチを入れるためには、思考系脳番地を鍛える必要があります。

そこで効果的なのは、**自分で時間を決めて、そのとおりに行動すること**。例えば毎日のルーティンを決めて取り組んでみることです。

朝の散歩や体操や、ジョギング、ヨガなど、出勤前の5分など少しの時間でいいので、その時間になったら「必ずやる」を繰り返しましょう。

人は同じ毎日を繰り返しているわけではなく、その日によって天候や気温、体調や気分も少しずつ変わっています。その中でも**「決まった時間に実行する」を続けていくことで、躊躇しそうな場面でも自発的な行動スイッチを押しやすくなります。**

これを徹底して決行していくことで、自発性が育っていきます。何か行動したいと思ったときに、反射的に行動スイッチを入れることができるようになるのです。

また、自分から誘うハードルを下げる方法として、「今の自分の状況を話す」ことも有効です。

例えば「最近こんな仕事をした」「偶然あの子と会った」など自分から近況を話すことで「今度話を聞きたい」と相手から言ってくれて、会う約束につなげやすくなります。

14

自己PRができない

履歴書を毎年更新し続けると自分の実績が見つかる

履歴書の更新で「できる自分」を積み上げる

自信が持てない人に共通しているのは、自分を理解できていないこと。脳番地でいうと感情系脳番地で自己認知ができていない状態です。

こうした人は、自分への評価ができていないために、「自分にはPRできることがない」と自己PRが苦手な傾向にあります。

そこでおすすめしたいのが、自分の履歴書をつくって1年ごとに内容を更新することです。

私は海外留学を決めた30代から毎年、自分の履歴書を更新し続けています。海外では自己PRが非常に重要になってくるので履歴書が必須なのです。

多民族国家にはさまざまな国から、さまざまな価値観を持つ人たちが集まります。

そうした場では、自分のライフヒストリー、どの年代で、どういう教育を受けて、どんな施設で働き、どういう論文を残したか、といった自分のプロフィールをしっかりつくらなければ、なかなか受け入れてもらえません。

これまでの人生を振り返ってというと壮大な気もしますが、生まれて呼吸してきた、そのすべてが実績だという意識で自分をとらえていくことが大切です。

そうすることで、今まで気づかなかったような自分の実績にも気づけるようになっていきます。

日本にいると、なんとなく「言わなくてもわかる」という共通の価値観があり、自分のライフヒストリーを明確に言語や数字で表すこともあまりないかもしれません。特に日本人は謙虚な人が多いので、実績を示すことに躊躇するでしょう。

しかし実際に書き出してみると、大した実績ではない、と思っていたことでも意外と今の自分に生かされているものです。


例えば、吹奏楽部で合奏をしていた経験が、周りの人への気遣いにつながっていたり、小さいときに本を読んできた経験が、資料の構成づくりに役立っていたり、今と並べてみると意外と全部つながるものです。

一番大切なのは、自分の経験値を否定しないことです。

少しマイナス要素がある経験でも、「そこから変われた」とプラスに変えていきましょう。

そして、自分のライフヒストリーが見えてきたら、現在に戻って今年の実績から書き出してみましょう。

・自分の企画が○つ採用された
・大きなトラブルが起きていない
・遅刻や欠席が去年よりも減った

どんなに小さなことでも、これまで自分が取り組んできたことをありのままに認識することは自己認知を上げてくれます。**自己肯定感というのは、「自分自身が行ってきたありのままの姿」なのではないかと思うのです。**

自分だけの履歴書をつくり、自分の「できる」を認識して、積み重ねていくことで、ありのままの自分を受け入れていきましょう。

15

優柔不断で決められない

小さな選択を繰り返すと「自分はこうしたい」が見えてくる

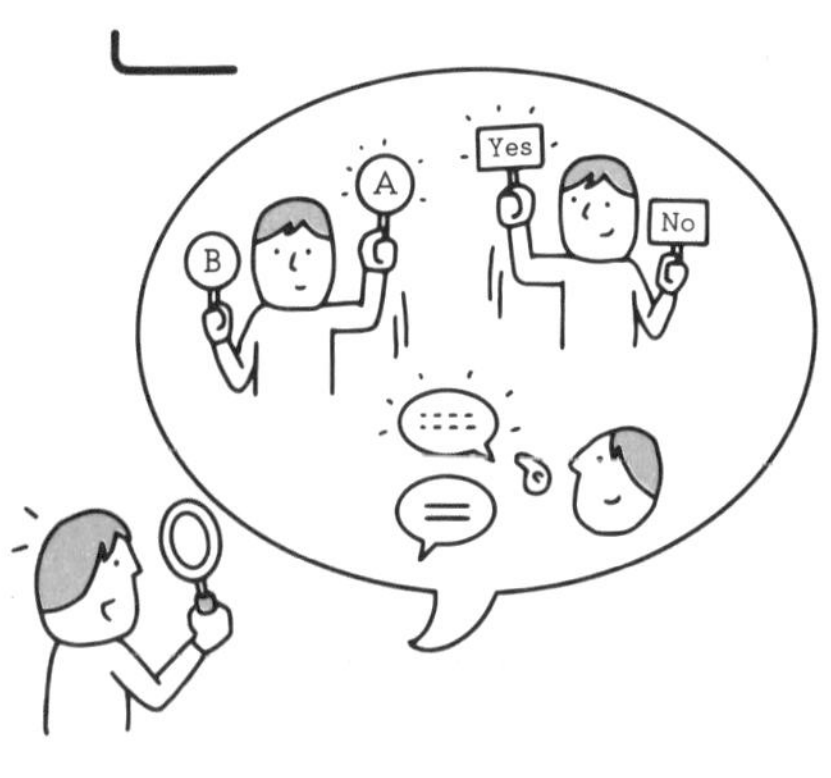

迷ったら自分軸をつくるチャンス、あらゆる場面で選択軸を持つ

「注文を決められなくて人に合わせてしまう」
「どこに行きたい？　と聞かれて答えられない」
「買い物に時間がかかって人を待たせてしまう」

物事を選択する場面に置かれて悩むことは誰しもあります。転職や結婚など人生に大きな影響を与えるような決断では時間がかかることも当たり前です。決断に時間がかかったとしても、出した結論に後悔したくないですよね。「これが最善の選択」と胸を張れる選択ができる自分でいたいものです。

「優柔不断」と悩む人は、決められないままタイムリミットがきて、なんとなく決めた風になってしまいがちです。自分で決めた気もしないので結局もやもやして後悔し

てしまうことも多いでしょう。

優柔不断を直したいと思ったら、まずは自分の好きなものをはっきりさせていきましょう。好きな食べ物、好きな映画、好きな本など、単純なものから書き出してみることがおすすめです。一見バラバラに見える中に、自分の好きな傾向が見えてきます。

好きなものを考えると、反対の嫌いなものも明確になっていきます。こちらのほうがぱっと出てくるかもしれませんね。

私はお肉が食べられないので、「何が食べたいですか?」と聞かれたら、「お肉以外で」とお願いして、ステーキ、焼き肉などお肉メインの飲食店を選択肢から外してもらいます。

自分の趣向を把握することで、選択するときの軸を持つことができます。まずは大きなくくりでいいので、好きなジャンルを見極めていきましょう。

もう一つおすすめの方法は、日常にある小さな選択の中で、常に2つを比べて検討する練習することです。

「喉がかわいたな」と思ったら、お茶にするかカフェオレにするか、出かける際にはトートバッグにするかショルダーバッグにするか、と2つを比較してみましょう。

例えばお茶であれば喉がすっきりするけれど物足りなさもある、カフェオレは甘くておいしいけれどカロリーも気になる、など。それぞれのメリットやデメリットなどを挙げたうえで「今の自分はどうしたいか」「どんな気分か」を考えてみましょう。

このように、常に「自分はどうしたいかな」と問いかけ、2つのものから決めることを日常的に繰り返します。2つの比較が慣れてきたら徐々に数を増やしていくのもよいでしょう。これを続けていると自然と「今はこうしたい」と決められる自分になっていることに気づきます。

優柔不断な人は、他の人がそれを好きかどうかは考えますが、自分の好き嫌いを考える癖がありません。「自分はどっちが好きか」を考えるようにすると、自分の好きなものや、やりたいことも見えてきますよ。

16

ほめ言葉を素直に受け取れない

ほめられた場面がわかればすんなり受け入れられる

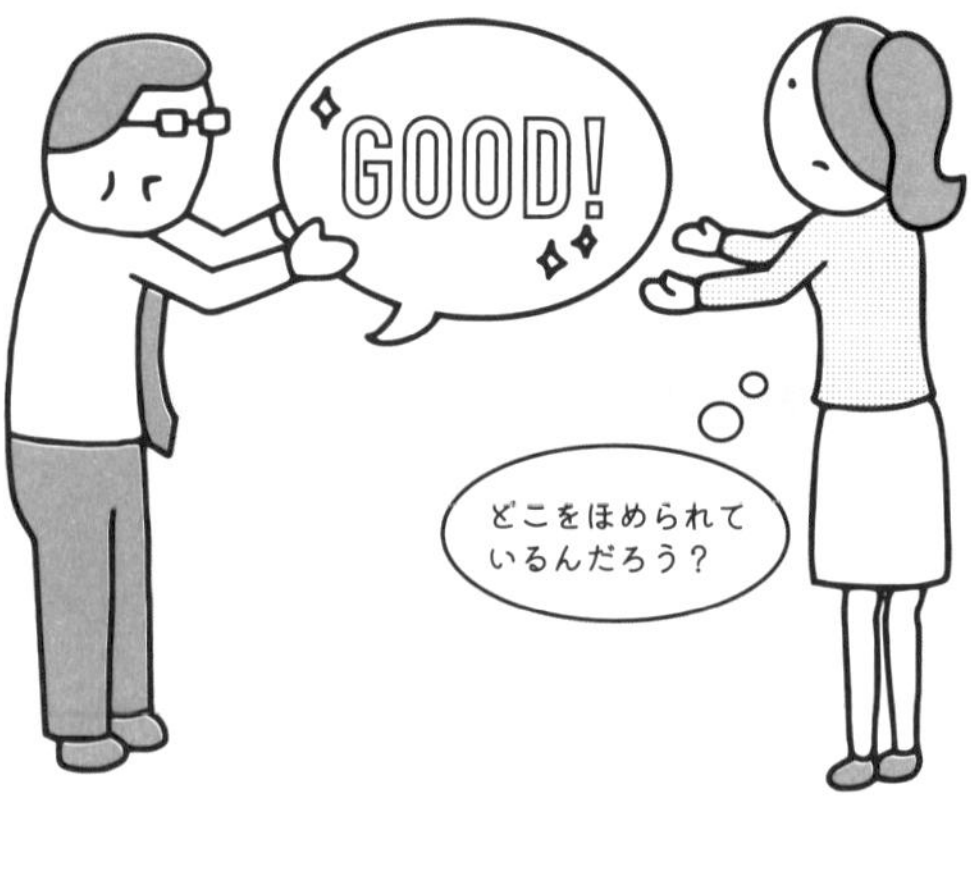

受け取るか受け取らないかは自分で決めていい

誰かにほめられることは嬉しいはずなのに、「本当かな？」「言葉の裏があるんじゃないか？」と勘ぐってしまうことがあります。

そうすると「素直じゃないな」「せっかくほめたのに」と相手に思われそうで、それも気になって不安になる人もいるでしょう。

でも私は、無理にほめ言葉を受け取る必要はないと思います。

そのほめ言葉は、相手の価値観、基準の中で生まれたもので、相手が「ほめよう」と思ってかけた言葉です。そうであれば、こちらも自分の価値観、基準で受け取るか受け取らないかを決めればよいのです。

そして**その言葉を受け取るかどうかは、「事実確認」をして決めるとよいでしょう。**

ここでいう「事実確認」とは、「なぜ今ほめられているのか」「どこを見てほめているのか」を確認するということです。

ただ相手に「どこを見て言っているのですか？」と聞くのはハードルが高いですよね。そこで、自分で過去の記憶とすり合わせをして、自分の基準で判断してみましょう。

例えば上司に「いつも気が利くよね」と言われたとき、「どの場面を見て言っているんだ？」と記憶を掘り返してみます。

そうすると、上司がほしいだろうなと思う資料をプラスして渡していたり、言われる前にお茶出しをしていたりなど、ほめ言葉と結びつく行動が見つかります。

そこで「あの行動を見て、言ってくれているのだな」と納得すれば、抵抗のあったほめ言葉でも受け取りやすくなるはずです。

ただ、もしほめ言葉と結びつくような記憶がなかったり、逆に嫌味として言われていたりしたら、受け取らなくて大丈夫です。

相手も一方的に言葉をかけているのですから、受け取るか受け取らないかはこちらが一方的に決めてもよいのです。

脳も、言葉と記憶が一致しないと「情報が不完全」と判断して受け取るのを拒否します。

逆に、**自分にかけられた言葉と実際の記憶が結びつけられると、言葉が正しい情報として受け入れられるので、ほめられたことも記憶に残りやすくなります。**

そうすると、自信がなくなったときに思い出したり、また同じことでほめられたときに積み重ねになったり、自己肯定感を育むこともできます。

いつも事実確認をするのは大変なようにも思えますが、これは知らなかった自分を知るチャンスにもなります。

「私はそんなことできていない」と思っていたことでも、無意識にできるようになっていたりするものです。

誰かにほめられたらすぐに否定するのではなく、一度自分で確認する習慣をつけてみましょう。ほめられる度に「そんなことはない」と否定されていた心も、肯定されていくことで元気になっていきます。

17

人に認めてもらえない

自分だけのゴールをつくるとその到達点で自分をほめられる

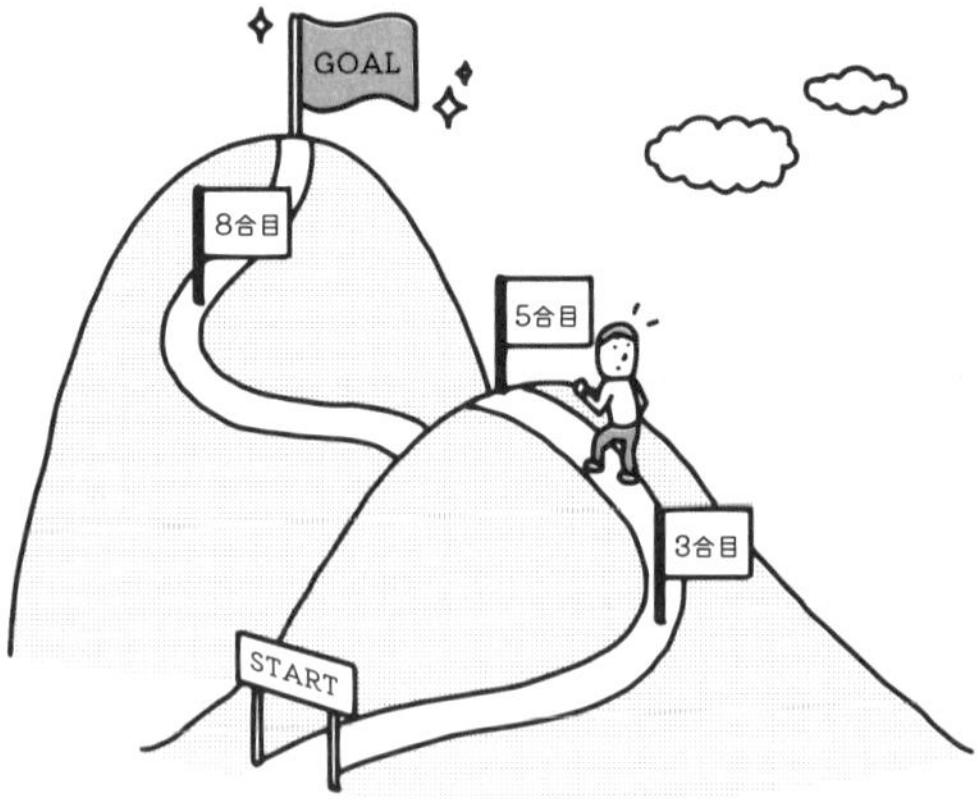

自分を認める価値観づくりに励む

そもそも「人に認められない」とは、不自然な言葉です。
なぜ、必死になって誰かに認められなければいけないのでしょうか？

実は**「認められたい」という思いは「認められるようなことをするのが良いこと」「社会に認められてこそ立派な大人」という教育によって深く根付いた価値観からくるもの**です。

親から、先生から、友人から、会社から、社会から……。みんなに認められるために、常に足りない部分に目を向けて埋めようと努力する。私たちは無意識のうちにそうして過ごしてきたのです。

しかし、親に認められたいとどれだけ頑張っても、認めてもらえないことがあります。先生に認められたいと背中を追い続けても叶わないときがあります。

もし相手が先に亡くなって会うこともしゃべることさえもできなくなったら、それこそすべての努力も水の泡。認められることは一生ない人生になってしまうわけです。

認めてくれる他者ありきで成り立つ自尊心は、成立しにくく、崩壊しやすいもの。

他者に依存した自尊心を捨てるには、根本にある考え方を変える必要があります。

「認めてほしい」とは「認めてくれる人がどこかにいる」と思っているから。ですから

まずは、「自分を認め、慕ってくれる、頼りにしてくれる人ってそんなにいないよね」

という前提を持つことです。

拗ねた気持ちではなく、軽やかに「そんなもんだ」というくらいの気持ちで断言してみましょう。

これが「認める」「認められる」という土俵から降りるための、効果的な脳スイッチとなります。

もう一つは、自分だけの価値観をつくり、自分で自分を認める習慣をつけることです。

例えば、私の場合は「脳科学者として人に認められる」ことに価値を置かずに、「正

しい脳の情報を広める」ということに最大の価値を置いています。このように、認められるかどうかの受動的な価値観から、自分が本当に目指している方向で価値観を決めることです。

そうすると、私が社会に向けて脳に関する情報発信をする度に、自分で設定した価値観を満たすため、自尊感情が高まっていくのです。

自分の価値観をつくるためには、ゴールとなる目標を立てて数値化するといいでしょう。たとえば「脳番地の考えを日本の教育に取り入れる」というゴール（100点）があったとすると、今それに対してどこ（×点）まで到達したかを確認するのです。

そうすると、少しでもそのゴールに近づいていることに気づけます。自分がこれまで経験したこと、行動してきたことを認知することができるのです。

そしてこのゴールは自分しか知らないので、他人に判断されることはありません。

このように自分だけが知っている価値観で自分を認めてあげられたら、他人の評価は気にならなくなります。

18

誰も自分に興味がない

小さなことから自分を発信すると気づいてくれる人が現れる

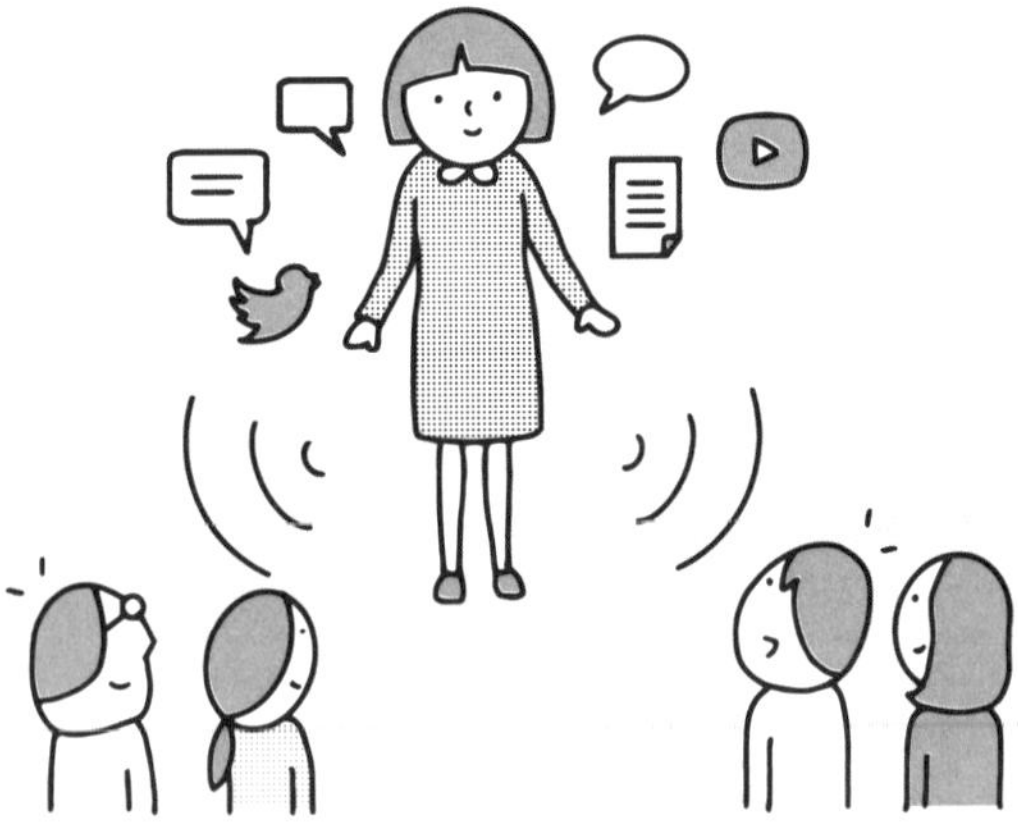

発信しなければ自分に気づいてもらえない

もしあなたが、自分から何かを発信していないのだとしたら、興味を持ってもらえないのは当たり前です。発信というのはブログやインスタなどのＳＮＳをしているということではなく、自分の情報や考えを相手に伝えることを指します。

興味を持つ、好きになるには、まず相手を知らなければなりません。その情報発信を自分がしているかをまずは振り返ってみましょう。

30年前に論文を発表することによって、ノーベル賞受賞者に評価されたり、多くの機関で理論や技術が使われることになったり、世界という思いもよらないレベルで興味を持ってもらい、私はとても驚きました。

自分から社会に向かって理論や技術を発信しなければ、こうした反応を得られることはありませんでした。

「自分には何の特徴もないから……」と思う人もいるかもしれません。

もちろん発信すれば必ず反応がくるわけではないですし、興味を持ってもらえない可能性も十分あります。

そうであれば、興味を持ってくれる人のところで発信すればいいのです。

これまで興味を持ってもらえなかったのは、自分に興味を持ってくれるところにいなかったからです。

誰にでも自分のフィールドはあります。漫画を読まない人に漫画の話で興味を持ってもらおうとしても、かなりハードルは高いでしょう。スポーツや音楽、文学でも同じです。

すべての人に興味を持ってもらえる人なんていません。

自分が興味を持ってもらえるところを探して、そこで発信してみましょう。無理に苦手なところで頑張る必要はないのです。

発信する方法として一つ有効なのが、誰かのＳＮＳに反応したり、ラジオに感想を送ったりすることです。

SNSに反応するというと、自分から発信している感じがないように思いますが、それも一つの自己表現です。誰かに対して「こう思う」と反応することも、自分の意見を発信しているのと同じです。

相手は誰でもかまいません。友人でも、好きなアーティストや芸人さんでもいいでしょう。もし返事があれば、あなたに興味を持ったということですし、返事がなくても「認識」されたことになります。

また、誰かと協働することも有効です。ボランティアや趣味の集まり、バイトなどでもいいでしょう。

そこで、「自分はこういう人間だ！」と意識的に主張する必要はありません。一緒に過ごしていれば、特別話さなくても自然と相手のことが見えてくるものです。

そこで興味を持ってくれる人がいればきっと自然と距離が近くなりますし、そんな人がいなければ、場所を変えればいいだけです。

個性がないから興味を持ってもらえないのではなく、場所が違うだけです。小さな発信を繰り返していると脳でも自己認識が高まっていきます。

19

嫉妬しやすい

「なぜか」をたどったら嫉妬させられていると気づいて冷める

嫉妬脳から解放される2つの方法

「○○さんのご主人は外資勤めで、世田谷に家を持っている」
「私のほうがいい大学だったのに、○○さんの年収のほうが高い」
「同期のあの人は上司に気に入られている」

嫉妬の種は私たちの生活にちりばめられています。SNSが広がった今、身近な人に限らず、会ったこともない人に嫉妬することもあるでしょう。

特に日本人は嫉妬心が強い傾向にあります。これは、「ほめない」文化が脳に根付いているからだと考えられます。海外の人と比べると、日本人は圧倒的に他者をほめる機会が少ないのです。

ほめられて育ち、自尊心が高い人はあまり嫉妬することがありません。ありのままの自分を認めているので、人をうらやむ必要がないのです。

実は、**嫉妬心というのは「承認されたい」という思いの裏返し**です。

そのため嫉妬心を捨てるためには、人からの承認ではなく、自分で自分を認める自尊心を取り戻す必要があります。嫉妬脳を変える方法は次の2つです。

①人と比べずに、自分の認められる点を書き出してみる

②嫉妬してしまったら、嫉妬した経緯を確認する

①では、手帳や専用のノートでもいいので、見返せるものに自分のいいところを書き出していきます。いいところとは何かのスキルではなくてOKです。「人の気持ちに気づける」「自制心がある」など、目に見えないことでいいのです。どんなに小さなことでも、すべてあなたの脳の発達によってできていること。自分でそれをしっかり認めて、ほめてあげてください。

大切なのは人と比べないこと。「〇〇よりもこうだから～」ではなく、自分の価値観だけで考えるようにしましょう。

②では、嫉妬してしまったときに、一度冷静になって事実確認をします。

例えば、雑貨店に立ち寄ってふと横にいる大学生に目をやると、ブランドのバッグ

を持っていた。「私はエコバッグで買い物にきているのに」と全然知らない、隣りに居合わせただけの女性に嫉妬したとしましょう。

このとき、ただ「羨ましい」「悔しい」「情けない」といった感情だけをキャッチするのでなく、なぜその感情に至ったのか、脳の経緯を検証することが大切です。

「自分もほしいから羨ましい」のか「ブランドバッグが上級国民の象徴に見えてなんとなく妬ましい」のかなど、嫉妬の出どころを明確にしましょう。

「なんとなく」だとしたら、それは必要のない嫉妬です。「このバッグを持っていることで優越感を得られる」という商業戦略によって価値観が植え付けられています。

一方で、もし自分にとって本当に必要なら、それは健全な嫉妬です。

脳は社会に適応する働きがあるので、**「情報操作によって嫉妬させられているのではないか」と検証する習慣をつけましょう。**

特に嫉妬しやすい人は「今すぐほしい」と考える傾向があり、広告などは時間や空間を限ってあおってきます。何かがほしいと思ったら自分が本当に必要としているものか、今すぐ必要なのかを改めて考えるといいでしょう。

Chapter 4

コミュニケーションが苦手な人の処方箋

file 003

コミュニケーションが苦手な人

症　状

- □ 無意識に人を傷つける
- □ よく誰かに支配される
- □ すぐイライラしてしまう
- □ 人に言われた言葉を気にする
- □ 気がつきすぎてしまう

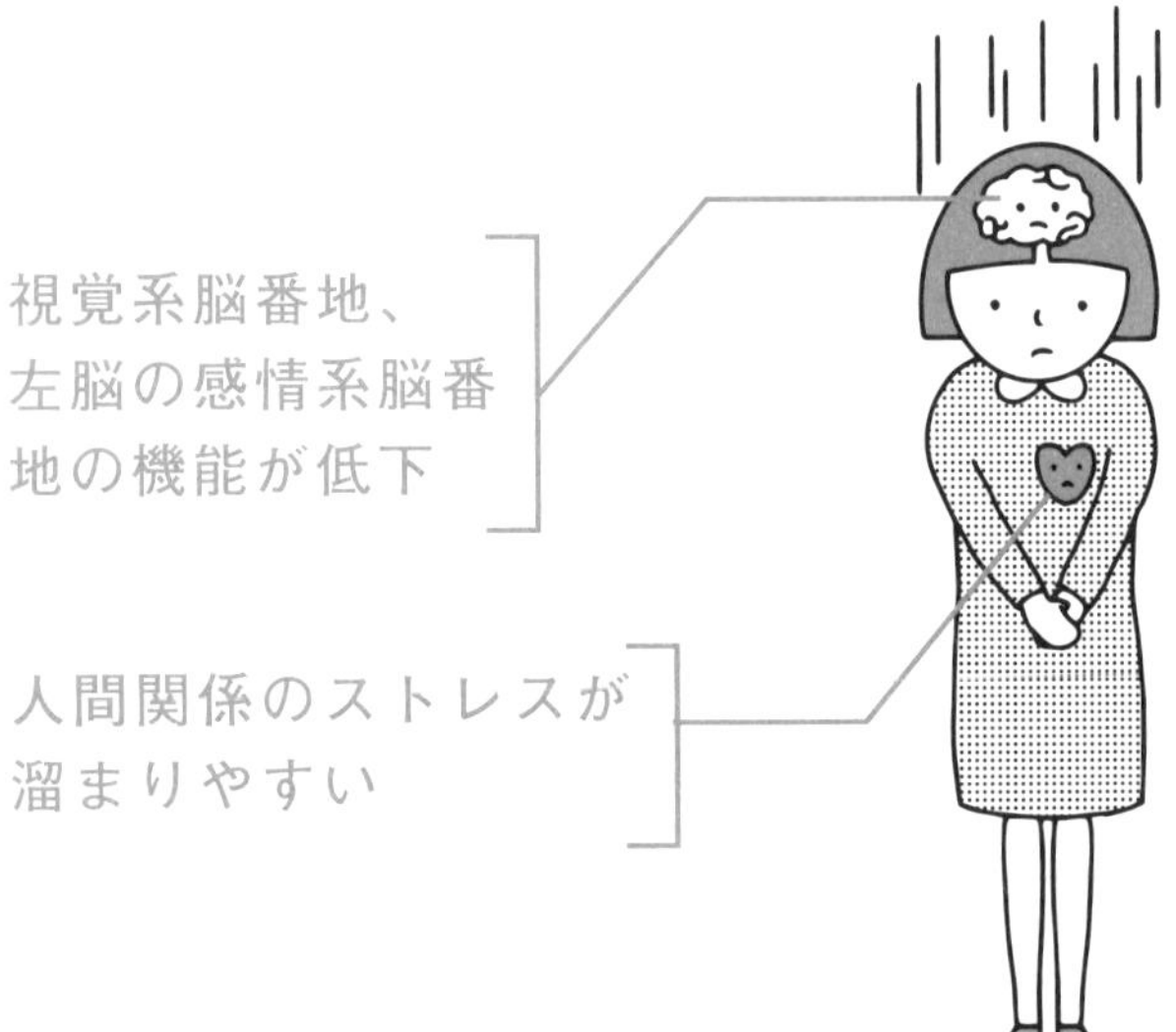
視覚系脳番地、
左脳の感情系脳番
地の機能が低下
人間関係のストレスが
溜まりやすい

☑主体性を持っていない

コミュニケーションが苦手な人に共通しているのは主体性を持っていないこと。脳で見ると**左脳の感情系脳番地、自己感情が確立していないこと**です。

自己感情が確立していないと「自分はどう思うか」がわからない状態になります。例えば、人の意見に賛成かどうか、自分ならどうするか、がわかりません。

会話の中でも、自分の意見がないので自分から話すことが苦手です。また、相手から話しかけてもらったり、質問されたりしても、自分がどう思うかがわからないので、うまく答えられず話が広がりません。

この自己感情を育てるには、日記を書くことと、テレビにツッコミを入れることが良いトレーニングになります。**自分がどう感じたか、何を考えたかを言語化すること**で、無意識下にあった自分の感情に気づくことができるのです。

また、何かのオタクになることも自己感情を育てることにつながります。

誰でも好きな漫画やアイドル、本などの話になれば饒舌になります。そうして好きなことに対して自分の感情を持つことも、主体性を育むうえでは有効です。

オタクになれば好きなことに関する知識も増えるので、話のネタを増やすこともできます。

私自身、20代の頃から脳のオタクで、当時は話の通じる人がほとんどいなかったのですが、時が経ってから理解してもらえるようになりました。理解してくれる人がすぐに現れなくても焦る必要もありません。

相手のことをよく見ていない

うまく話せないからコミュニケーションが下手なのだと思われる人もいますが、これは勘違い。コミュニケーションの基本は相手のことをよく見ることです。

コミュニケーションが得意な人と聞いて思い浮かべるのは「共感力の高い人」ではないでしょうか？　そんな「共感力の高い人」の脳は視覚系脳番地の認知力が高い傾向にあります。

相手の背景にある情景まで認知できて初めて、共感（＝相手の感情を読み取る）することができるのです。

人のことをよく見ている人は、例えば、

「髪型もメイクもいつもと違う」（心機一転したいきっかけがあったのかな）

「いつもより、たくさん話してくれる」（一人で悩みを抱えていたのかな）

など、人の変化に気づきやすく、表に出ていることだけではなく言葉や状況の端々からの情報をキャッチして、その背景を想像することができるのです。

反対に、人と目を合わせるのが苦手な人は視覚系脳番地が弱く、相手の背景を読み取ることができません。**コミュニケーションの苦手をなくしたいと思ったら、どんなテクニックよりも、まずは目線を上げて相手の顔を見るようにしましょう。**

ただ、いきなり相手の目を見ることは難しいかもしれません。そんなときには、今より5cmだけ目線を上げ、3秒でいいので目を合わせてみましょう。

人の顔というのは、瞬時に変化が表れるため、一番情報が読み取りやすい器官。実は顔を見ること自体が脳にとっては良い刺激になります。

そのため、少し目を合わせただけでも、視覚系脳番地が働き始め、その人の情報をくみ取ることができるのです。

かくいう私も目を合わせることができない人間でしたが、脳の仕組みを利用して視覚系脳番地を鍛えることで、相手を見ることができるようになりました。

感情表現のバリエーションが少ない

人とのコミュニケーションが苦手だと感じる人の中には、感情表現のバリエーションの少ないことが原因になっている人もいます。

すごく辛いのに表情には出せない、人の話にうまく笑えないなど、感情を表に出すのが苦手で、人と話すことが苦になってしまうのです。

このように感情を表に出せない人には、表情筋を使った感情系脳番地のトレーニングがおすすめです。表情筋を動かすと感情系脳番地を刺激することができます。

一般的には感情が先に起こって表情がつくられると思われがちですが、その逆に表情をつくることで感情を生むこともできるのです。

実際、表情筋をよく動かしている人は非常に感情が豊かな傾向にあります。

表情筋を使うトレーニングで一番おすすめなのは、泣ける映画を見て泣くことです。

これは、ただ感情を表に出す練習になるだけではなく、映画に「共感」して泣くので、他人感情を理解するトレーニングにもなります。

映画を楽しみながら、感情系脳番地を育てていきましょう。

診断と処方箋

- ☑ 主体性を持っていない
  ↓ **思ったことを言葉にして自己感情を育てる**
- ☑ 相手のことをよく見ていない
  ↓ **目線を上げて3秒目を合わせる**
- ☑ 感情表現のバリエーションが少ない
  ↓ **泣ける映画を見て感情表現を身につける**

20

無意識に人を傷つける

お互いの弱点をさらすと人の傷つきポイントが見えてくる

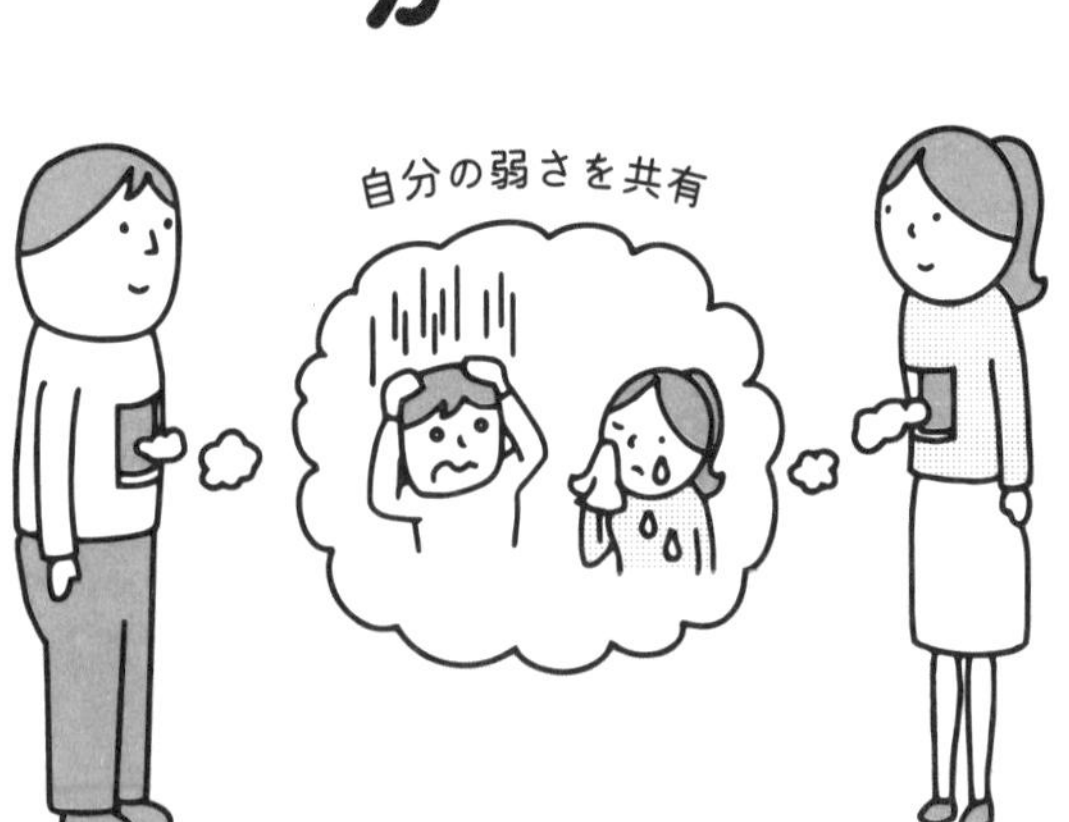

コンプレックスの共有で相手の気持ちが見えてくる

誰しも無意識に人を傷つけたり、傷つけられたりした経験はあるものです。

特に、**人は自分が一番弱いと思っているところを突かれると傷つきます**。コンプレックスに感じている部分を指摘されることほど辛いものはありません。

私の場合は、子供の頃に音読できないことに強烈なコンプレックスを感じていました。当時は学校の先生に指摘され、指導されるほど傷ついていました。先生はできるようにしてあげようと一生懸命なわけですから、相手を傷つけているなんて思っていなかったでしょう。

そのときに「どうして何回いってもわからないんだ。練習が足りないぞ」と言われる場合と「できるようになるまで付き合うから、頑張ろう」と言われる場合では、受け取り方は変わります。どちらにしてもコンプレックスを指摘されて辛いのですが、後者には、私を傷つけないように言葉を選んでいる意思を感じます。

2つの言葉がこうも異なるのは「見ているか見ていないか」の違いによるものです。前者は私の音読をしている時の表情、動作をまったく見もせず、「音読ができない」という部分だけを切り取っています。私が頑張って読もうと努力していることも、苦しんでいることも知らないため、「どうしてできないのか」「努力が足りないのではないか」という言葉が出てきてしまいます。

後者は、「音読が苦手なんだな」「できなくて悲しんでいる」と私を見ているからこそ出てくる言葉なのです。

よく見ていれば、相手が避けたい話題に気づくことができます。私のように、当人のコンプレックスを話題にせざるを得ないことであっても、相手をよく見ていれば、傷つかないような言葉を選択しようという意識が生まれるでしょう。

「傷つく」「傷つかない」のポイントは目に見えないからこそ、意識的に見ようとする

必要があるのです。

人をよく見て、傷つけないために必要なのは、自分の弱いところをさらすことです。**家族や親しい友人など、近しい人の中で自分の弱いところを見せて、また相手の弱いところを教えてもらい、弱さを共有できる場を持ちましょう。**

そうすると、人がどういうところにコンプレックスを抱えているのか、その人にどう言葉をかけたらいいのかがわかるようになり、人付き合いの練習になります。

クリニックで人付き合いが苦手な人の話を聞くと、家族や友人など近い関係でも互いにさらけ出すことをせず、傷つけたり傷つけられたりという場も持てないままきた人が多いように感じています。

自分にとって良いことを言ってくれる人だけではなく、時に傷つけ傷つけられる人の存在も大切です。脳にとっては良い刺激となり、自分が経験することで人の気持ちまで想像できるようになっていくのです。

21

よく誰かに支配される

関係をオープンにして
やり取りを記録すると
助けてもらえる

サイコパスは共感する脳ができていない

支配してくる人には、意図的な場合とそうでない場合があります。より危険なほうが意図的に支配してくる人、いわゆるサイコパスです。

サイコパスと聞くと、猟奇的な殺人鬼といった恐ろしいイメージが描かれるかもしれません。医学的には人格障害の特異的なタイプと考えられ、「反社会性人格障害」や「演技性人格障害」などの素質を持ち合わせているとされています。

サイコパスといわれる人たちは、感情系脳番地が弱く、自己感情も他人感情も理解する力が発達していないため、罪悪感や共感性が乏しい傾向にあります。

嘘をついても真実を言っても人が自分の思惑どおりに動くということを知るとそれを繰り返します。ですから、サイコパスが「なんとしてもお金を手に入れたい」「この人を逃がさない」と一旦決めると、善悪の倫理観は関係なし。目的を遂行するためには、どんな手段をとることにも躊躇がないのです。

さらに、こうして嘘を巧みにつく人は信じる人を選ぶのが得意です。反対に、自分の嘘が通用しない人は避ける傾向にあります。

まずサイコパスかどうかを判断するには、次の3点を確認してみましょう。

・長く付き合っている友人がいるか
・要求がその人の利益につながっていないか
・感謝の気持ちが伝わってくるか

サイコパスは嘘がバレないように、場所を転々とすることも多いので、長い付き合いの人が少ない傾向にあります。また、常に自分の利益のために動くので、「あなたのため」と言っておいて最終的に自分の利益になるよう仕組んでいるのです。

そして、感情系脳番地が発達していないため、相手を思いやる気持ちを持ち合わせていません。

支配されそうになったときの一番の対処法は、とにかく逃げること。危険を感じたら、まず距離をとるようにしましょう。

職場の上司や近い友人などいきなり距離をとることが難しいという関係の場合、複数の人に関係をオープンにして付き合うようにしましょう。サイコパスは1対1だと強いのですが、複数の人に囲まれた中では、うまく支配できない場合があります。

そして「この人、言っていることがおかしい」と不信に思ったときには、真実かどうかの事実確認を複数の人にとりましょう。第三者の視点を入れることで、嘘が発覚したり、自分が不当な扱いを受けていることがわかったりします。

また、**対立するのが不安なときに役立つのが、記録を残しておくこと**です。

メールやLINEなどを残しておくのはもちろん、口頭で言われたことを日記やメモに残しておくことも有効です。そうすると実際のやり取りや、自分が感じた恐怖なども記録でき、第三者に間に入ってもらうときにも、証拠として提示できます。

サイコパスの言葉は人を深く傷つけます。もしひどいことを言われても、その内容を聞かないように意識してください。

人それぞれ脳が違うように、倫理観もさまざまです。理解しよう、受け入れようと苦しむよりも、時には「こういう人なのだ」とあきらめることも自分を守るうえでは必要なのです。

22

すぐイライラしてしまう

イライラの9割は脳を休ませることでスッキリなくなる

原因は目の前のことではなく疲れの積み重ね

イライラの9割は、脳が疲れていることが原因です。そして、脳の疲れは睡眠不足、食事のバランスの悪さ、運動不足など生活習慣が崩れていることで起こります。イライラというのは脳の使い方が不健康になっているというサインなのです。

ですから、イライラしたときには、まず自分の生活を見直してみること。そこで有効なのは書き出して視覚化することです。

①食事……何を食べているか、3食摂っているか。
②睡眠……就寝時刻は何時で、深く眠れているか。
③運動……1週間でどのくらい運動しているか。

①〜③を書き出すと、今の自分の生活の乱れがはっきりと見えてきます。

できれば手帳に1週間、これらの3つの項目について書き出してチェックしてみましょう。1週間分で見てみると、日々どれだけ脳に負担をかけているかがよくわかると思います。

イライラしたら、目の前にある原因に目が向いてしまいがちですが、原因は今起きていること以外にもあることを理解しましょう。自分の性格や、周りの人のせいにしてしまいがちですが、脳が健康的であれば、ささいなことでイライラすることはありません。

自分の生活習慣の乱れが見えてきたら、できるところから少しずつ良い習慣に変えていきましょう。一例ですが、それぞれ次の点に気をつけてみるだけで脳は活性化し、イライラすることも減っていくはずです。

①食事……不安は鉄不足によって起こることも。炭水化物を摂りすぎず、タンパク質、良質なオイルなど脳にいい食べ物を選んで食事を摂る。

②睡眠……就寝時間を決め、なんとしても守る。その時刻を目指して支度をし、1時間前からはスマホやパソコンを触らないように。慣れないうちは、週に1回からでもデジタルデトックス日を設けてみる。

③運動……1日20分の運動を心がける。そうすると、運動系脳番地を筆頭に、思考系脳番地、記憶系脳番地、視覚系脳番地など連動して8つの脳番地を活性化できる。

生活習慣を変えると、まるで別人のように変わることもあります。即効性もありますが、習慣にできなければすぐに元通りになってしまいます。

新しい生活習慣を定着させるには、根気と時間が必要です。食事を大幅に減らしたり、いきなり激しい運動をしたりと極端な方法はおすすめしません。

自分が「これならできそう」と思ったものよりも、さらに1段階簡単な方法にすることがポイントです。買う油を変える、鉄分摂取のためにプルーンを1粒食べるなど、絶対にできるレベルの改善から取り入れましょう。

23

人に言われた言葉を気にする

脳に「一日の締め」をつくると嫌なことも引きずらない

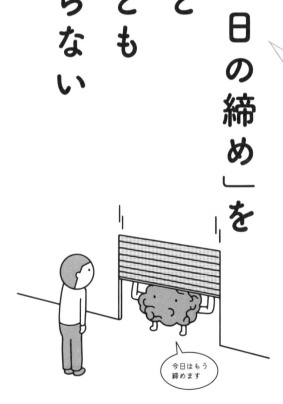

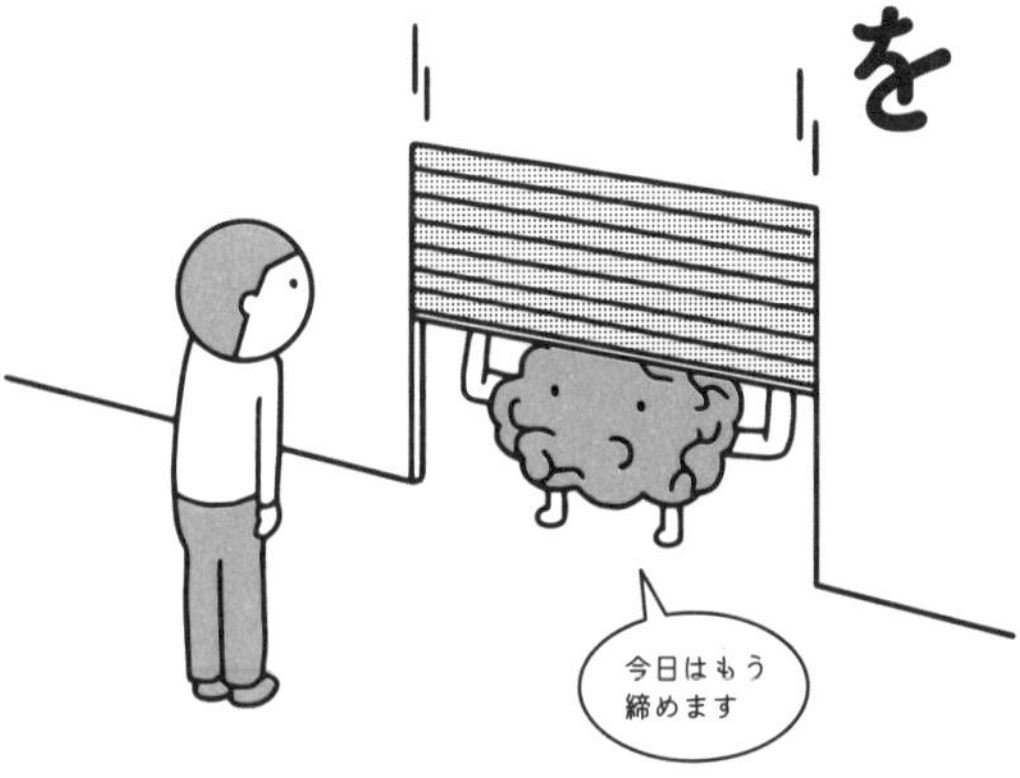

一日の締めをつくると言葉を引きずらない

言われたことが気になる人とは、記憶力がいい人です。記憶系脳番地の働きが悪ければ、言われた言葉自体を思い出さないため、脳がよく使えているということでもあるのです。

しかし、昔に言われたひと言がずっと残り、いつも心にひっかかっているとしたら、それは高い記憶力あってこその弊害と言えるでしょう。

脳は今していることが嬉しい、楽しい、満足だと感じていると過去を思い出すことがありません。**現在に不満がある人ほど、過去を思い出す傾向にあります。**

「あなたの顔ってベース型だよね」、小学生の頃に言われた言葉、「お姉ちゃんなんだから我慢して」、親からいつも言われていたこと、「お前の報告が雑だからいつかトラブルを招くぞ」、かつての上司からの説教。そんな呪いの言葉をいつも思い起こしてしまう人は、今と昔を切り離す作業が必要です。

そのためにまず欠かせないのが、今の自分や周りの環境を確認することです。

例えば大切にしてくれる恋人や、いつも味方になってくれる友人がいれば、容姿について言われた言葉など思い出す必要はありません。顔の形がどうであっても、今の自分が愛されていることを実感しましょう。そうすればその自尊心が、呪いの言葉を吹き飛ばしてくれるはずです。

かつての上司に注意されたことも、言われてから気をつけるようになっているはずです。脳には成長欲があるので、自分では気づかなくても、昔より今のほうが成長しているはずなのです。

人から否定された過去の場面だけで見ずに、今の自分を見ることが大切です。

そして、脳を使って過去と現在の切り離しに慣れる方法があります。それは、一日の終わりに「脳の締め」をつくることです。

脳に「今日はここまでだからリセットしよう」と一日の締めをつくってあげると、翌日まで悩みを引きずることがありません。

例えば、寝る前にその日一日の振り返りと、翌日の計画を立てることも有効です。

「今日はあそこでミスしちゃったから次は気をつけよう」とその日の反省をし、「明日はこれだけできれば合格にしよう」と翌日やることを確認します。

もしくは、**誰かへの感謝で締めくくるのもよいでしょう**。

私はよく寝る前に両親への感謝をして一日を終えますが、そうすると自分の「原点」に返るので、新しい気持ちで翌日を迎えることができます。

私も日々反省することが多くありますが、悩み事としてずっと考え続けないようにできているのは、寝る前の脳の締めをしているおかげだと思っています。

アイマスクをする、電気を消すなど、一日の終わりとして具体的な行動を決めてもいいでしょう。

この習慣を続けていれば、人からの言葉を引きずることがなくなり、自然と今の自分に集中できるようになっていきます。

24

気がつきすぎてしまう

「今日はこれ」と自分から気づいてみると余計な情報が消える

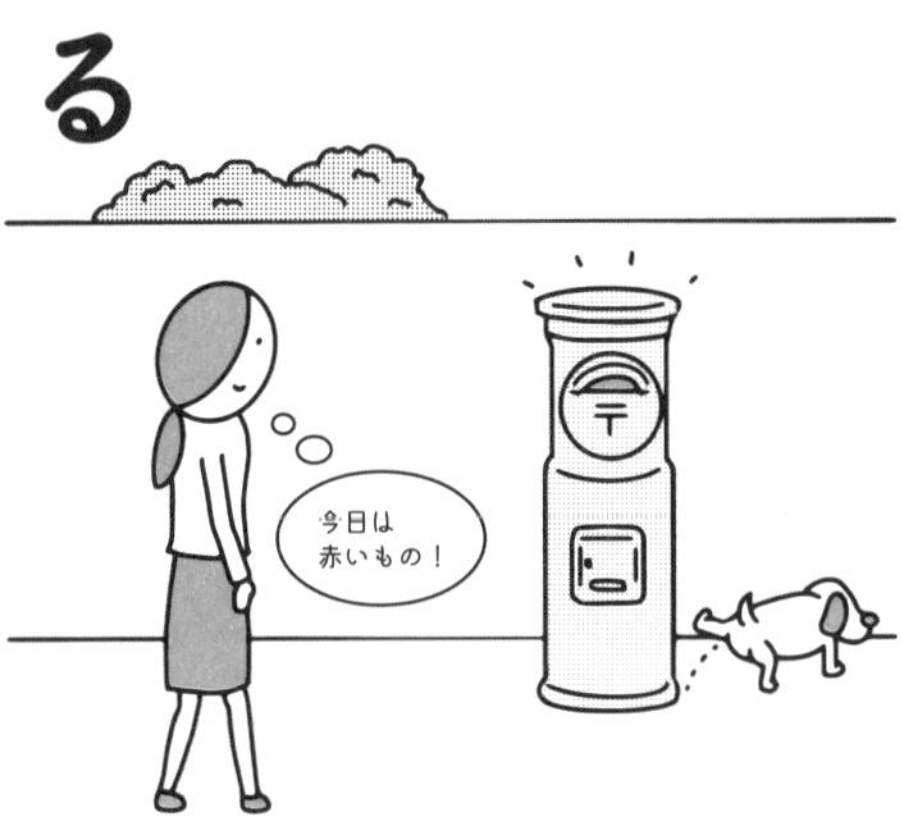

「気がつかされている」だけで「気がついて」はいない

「空気を読みすぎる」「ささいなことが気になる」という人は、人の感情や周りの環境を察知しやすい脳が原因のように思えますが、一番の原因は脳の働きに主体性がないことです。

右脳の感情系脳番地が発達している一方で、左脳の感情系脳番地の働きが弱いため、人の感情に影響されやすく、主体的に物事をとらえることが難しいのです。

「気がついてしまう」というのは、実は「気を取られている」と言ったほうが適切である場合がほとんどです。これは、意識を物事に向けて主体的に「気がついている」のではなく、他人の言動に自分の「注意が持っていかれる」受動的状況です。

主体的に選別して受け取っているわけではないので、ストレスに感じてしまうのです。

この癖を手放すには、受動的な「気づき」から、主体的な「気づき」に変えていくことです。

具体的な方法は、意図的に特定の情報を得ようとすることです。

例えば「今日は赤いものを身に着けた人を見つけよう」と意識してみると、自然と視界にある赤いものに気づきます。

「今日は革靴を履いている人」「今日はお手洗いで自分のハンカチを出す人」など、気づく対象を変え、気づきの範囲を段々細かく設定していきます。

こんなことで本当に改善していくの？　と不思議に思うかもしれませんが、これが主体性を高めてくれるトレーニングになります。受動的な「気づく」から解放されるには、自分から情報を選んで受け取る感覚を得ることです。

気がつかされるのではなく、自分から主体性を持って気がつくことができると、受け取るべきもの、受け取らなくていいものを判別できるようになっていきます。そうすると、相手の考えや言動に振り回されることもなくなるのです。

「気にしいだからしかたがない」と自分ではどうにもできない気質と考えていた部分を、脳から変えられることを実感できると思います。

最近は、HSPという心理学の概念が広く知られるようになり、自分のことを「気がつきすぎる人」と定義している人が多くいます。

その一方で、確実な解決策があまりないのも現状です。心理学による方法では変わらなかった人でも、脳から見てみるとまったく新しい糸口が発見できます。

性格や気質は先天的なものだから変えられないと思われがちですが、それらもすべて脳の働き方の表れです。

自分の脳を知り、使われていない部分を動かし、使い方を変えることで、生まれつきだと思われていた性格を変えることができるのです。

Chapter 5

ぐずぐずしてしまう人の処方箋

file 004

ぐずぐずしてしまう人

症　　状
□ 嫌なことは後回しにする
□ すぐやることを忘れる
□ いつも締め切りぎりぎり
□ 片付けが苦手
□ だらだら残業する

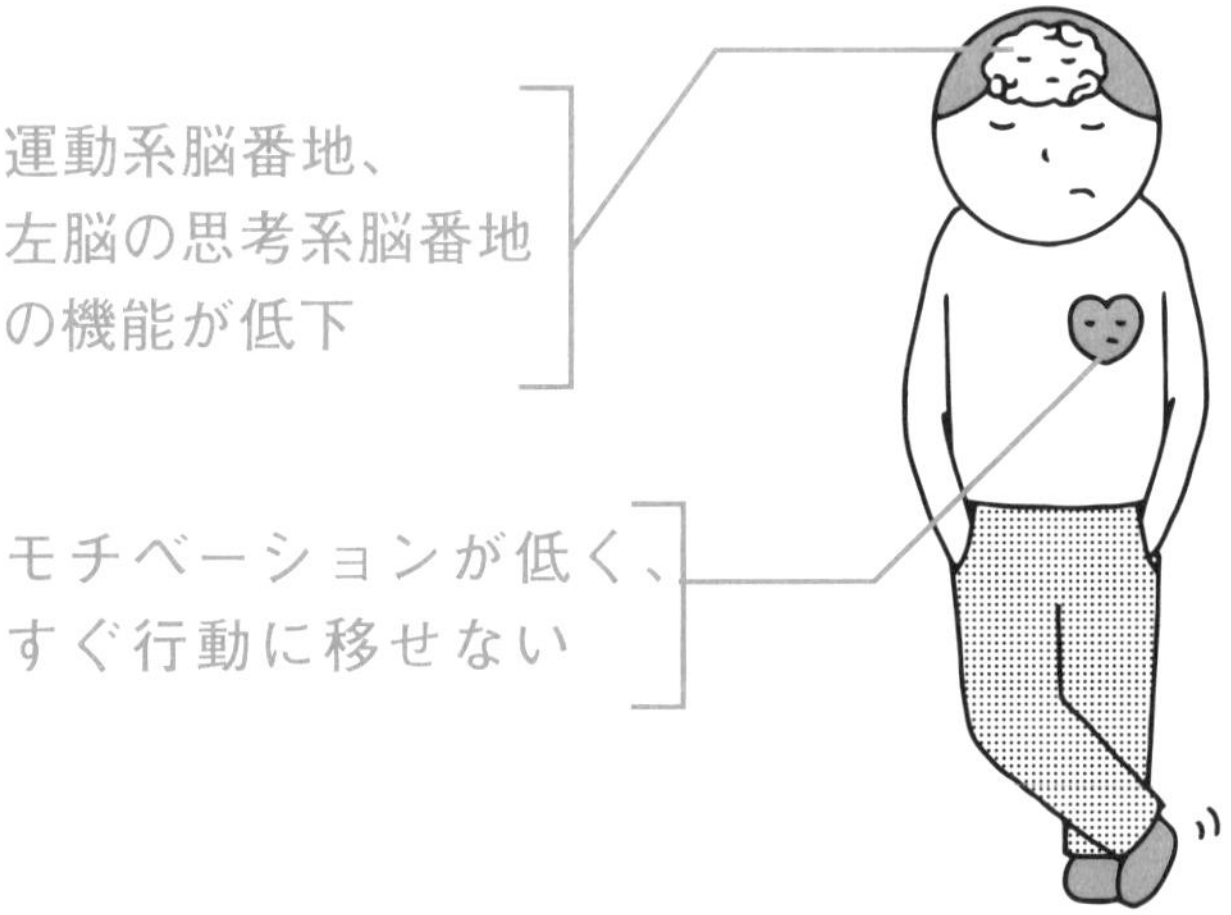

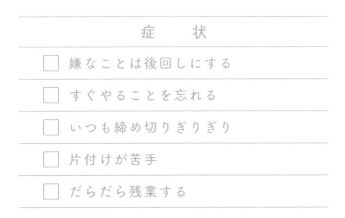

運動系脳番地、
左脳の思考系脳番地
の機能が低下
モチベーションが低く、
すぐ行動に移せない

自分で脳のスイッチが入れられない

何をしようにも重い腰が上がらない、やろうとしていたことを忘れてしまう、気づいたらだらだらしてしまう……こんな人は典型的なぐずぐず脳です。

ぐずぐずする人に共通しているのは、自分で脳のスイッチを入れられないことです。いつも受け身な姿勢で自主性がないため、自分から動くことができません。

周りからは「やりたいのか、やりたくないのかわからない」と言われ、実際に自分自身でもどうしたいのかわからないことがほとんどです。

「お風呂入ってね」と言われても、1時間後にまだ同じ場所にいる、スマホを見ていたらいつの間にか時間が経っていた、なんてことはよくある話です。

ただ、ぐずぐずしている人は、行動が遅いというわけではありません。周囲のペースを理解できず、自分自身の行動ペースも管理できていない人たちなのです。

誰かから行動を促されると、まず「えー、なんで」「だって」「でも」といった言葉が出て、すぐには行動に移せません。

それを繰り返していると、「自分でやったほうが早い」と思われ、仕事を任せてもらえるチャンスも失ってしまうのです。

自分でスイッチを入れるためにはまず、自主性を持つこと。人に促される前に「自分はどうしたいのか」「今何をやるべきか」を考えるよう意識するところから始めるといいでしょう。

いつまでも行動に移さない

ぐずぐずしている人は「とろい」と批判されがちですが、これは「動きが遅い」とは違います。動作が遅くても実行力がある人は、必ず行動に移しています。

一方、**ぐずぐずの人は「でも」「だって」「今やろうと思ってた」と言い訳を重ねて、なんとかして行動することから回避しようとします。**実際には行動に移す気がないのです。

ぐずぐずする人たちは、左脳の思考系脳番地が弱い傾向にあります。思考系脳番地は実行力に大きく関わっていて、「やる」と意思決定すると、運動系脳番地と連動して実際の行動に移ります。

思考系脳番地の働きが良い人ほど、即行動ができます。**思考系脳番地が発達している人は運動して運動系脳番地も発達しやすく、「自ら考えて行動できる」主体性を持っている人になるのです。**

ぐずぐず脳への効果的な処方箋は、とにかく「動く」こと。それをルーティンにして体に覚えさせることです。

思考を行動に移すには運動系脳番地のスイッチがオンになっている必要があるので、運動は最も効果的なぐずぐず解消法なのです。在宅ワークの人は特に意識して、毎朝30分の散歩をするなど、脳と筋肉のルートが開通する行動をとりましょう。

行動したときのイメージができていない

また、**思考系脳番地を動かすには、何かをする前に、その行動をしたときのシミュレーションをして、脳の準備運動をすることもおすすめです。**ぐずぐず脳は、行動のイメージができていないため、動き出すのを躊躇してしまうのです。そのため、まずは行動のイメージから始めましょう。

例えば、羽生結弦選手はシミュレーションをひたすらすることで有名です。大会の朝起きてから、ベッドを出て玄関を開ける、そこからシミュレーションをスタートさせるそうです。終わるまで1時間以上かかる緻密なシミュレーションを何回も繰り返し行う羽生選手。そこまでするからこそ、本番当日はすでに経験したことを反復しているくらいの感覚で迎えられるのです。

ぐずぐずする人は、行動したときのシミュレーションができていないので、すぐに終わることでも行動に移すことができません。「面倒くさい」となる前に、まず目の前にあるやるべきことから想像してシミュレーションしてみましょう。大変そうなことでも、具体的なステップが見えると気持ちもラクになります。

プレゼンや、打ち合わせ、待ち合わせの場所までの移動など、不安要素があるときには、特にシミュレーションをしましょう。事前に時間管理できることで、本番は驚くほどスムーズに流れ、安心が生まれるはずです。

診断と処方箋

- ☑ 自分で脳のスイッチが入れられない
  ↓ **自分の意志を確認する**
- ☑ いつまでも行動に移さない
  ↓ **体を動かす習慣をつける**
- ☑ 行動したときのイメージができていない
  ↓ **動く前にシミュレーション**

25

嫌なことは後回しにする

「後回しにしたいこと」だけを持ち出して違う環境で取り組む

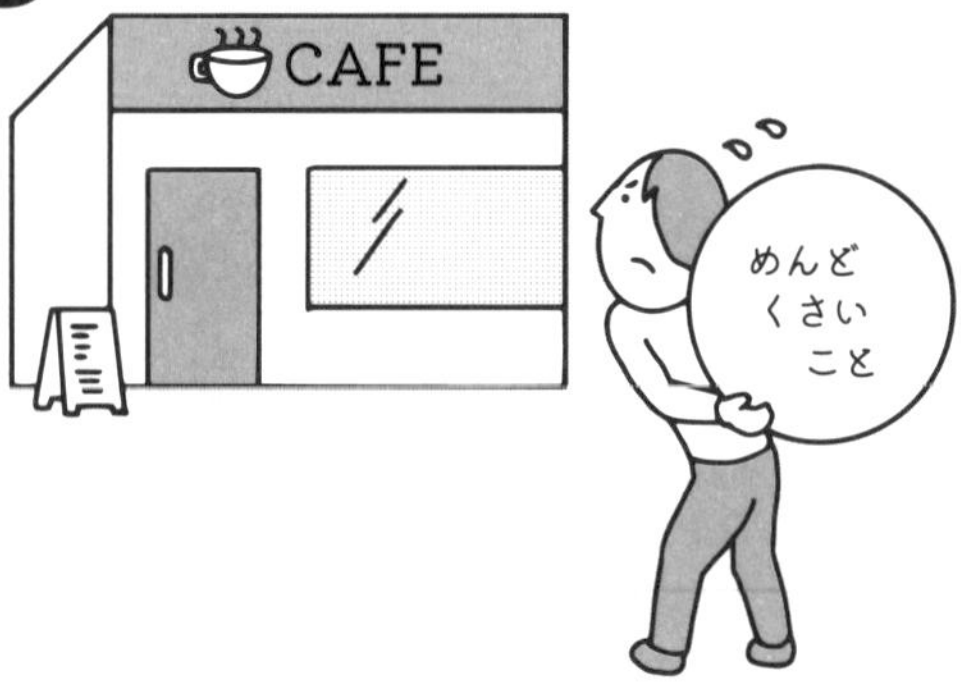

「後回しにしたい」と思う隙間をつくらない

苦手なことや面倒くさいことは後回しにしたくなるもの。自然と嫌なことを後回しにして好きなこと、得意なことから手をつけてしまいがちです。

机に向かうと、妙に部屋の掃除がしたくなって、いつもはほったらかしのクローゼット内の整理をする、窓のサッシを綿棒で掃除するほど細かくやりだす……これはまさに、後回しにしたいという気持ちが働いているためです。

なぜこうも後回しにしてしまうのか？　答えは簡単です。

後回しにできる隙間があるから、すぐにやらないのです。つまり、**後回しにする隙間をなくせばいいだけです**。具体的には、次の2つの方法でその隙間をなくすことができます。

①目の前のことしかできない環境にする
②次にやることを決めておく

①目の前のことしかできない環境にする

漫画が手の届くところにある、スマホを視界の中に入れる。やるべきことがあるときに他の誘惑があると、つい人は好きなことや楽しくてラクなことに手が伸びてしまいます。さらに、「やるべきこと」が苦手でやりたくないという思いがあるのなら、逃げの姿勢はより強くなるでしょう。

後回し脳に行動スイッチを入れるには、環境ごと変えてしまうことが一番です。

いつもやるべきことを後回しにしてしまう人は、仕事をカフェやコワーキングスペースに持ち込むなど、**環境を変えてそれしかできない場所に自分を置きましょう。**

外に出られないときは、部屋を変える、スマホを箱にしまうなど、視界に他のことが入ってこないようにするとよいです。

そうして「あ〜、やろうと思ったのに今日もできなかった」を繰り返さずに、行動に変えていきます。脳は環境に適応していくので、「それしかできないならやるか」とスイッチがオンになります。

②次にやることを決めておく

もう一つの方法は、**次のスケジュールを固定してしまうこと。スケジュールを埋めてしまうことです。**

仕事の締め切りが16時だったときには、12時にランチの約束、14時からは打ち合わせ、15時からは2件目の打ち合わせと、午前中に仕事を終わらせておかなければならないようにするのです。

ぐずぐずというのは、ぐずぐずする時間があるということ。後回しにするスケジュールの余力があるということなのです。

一日の中でスケジュールをつくったら、次は1週間単位で組み立ててみましょう。仕事も計画的に進められるようになります。

私は優柔不断なので、何か決めるときにはぐずぐず悩みがちですが、ありがたいことにクリニックを開業してからは患者さんが次から次へと来院し、その中にメディアの仕事、原稿執筆などが入ってくるため、ぐずっている時間がありません。

次の予定を決めて行動をすることは、ぐずぐずを見事に解消してくれます。

26

話がまわりくどい

言いたいことを英語にすると必要な情報だけわかる

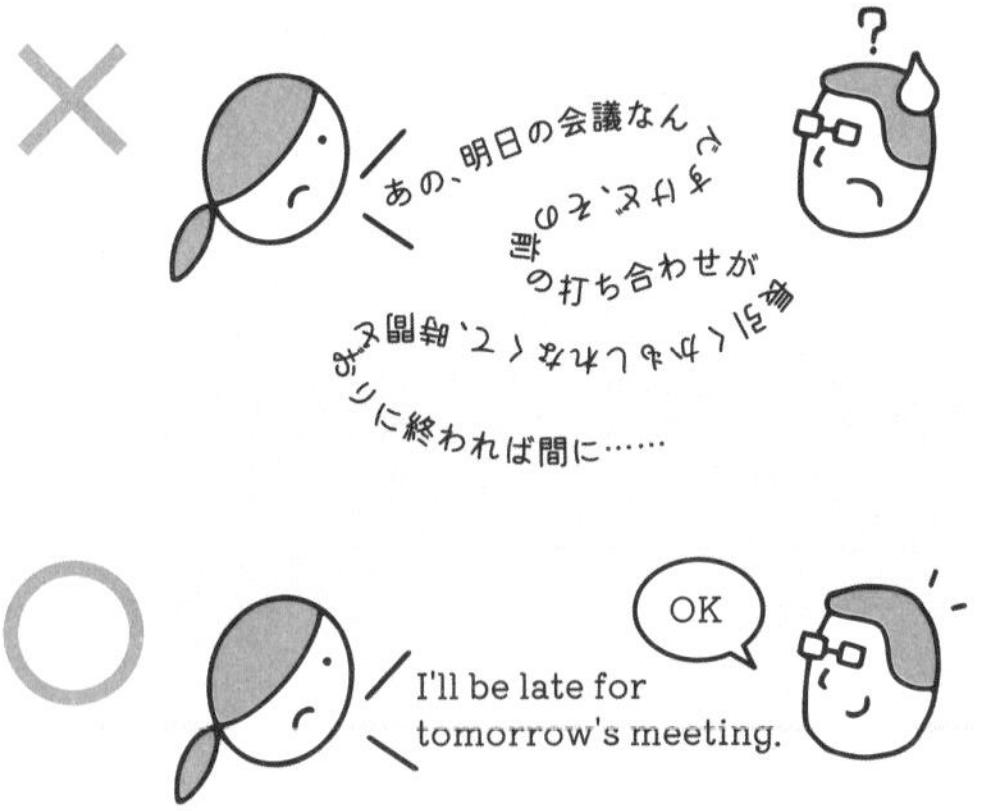

×
あの、明日の会議なんですけど、その前の打ち合わせが長引くかもしれなくて、時間どおりに終われば間に……
○
OK
I'll be late for tomorrow's meeting.

不要な装飾語をそぎ落としてシンプルに

話がまわりくどいのは、結論にたどり着くまでに余計な言葉がたくさん飾り付けられているからです。

論理的に成り立っている文章であれば、必要のない装飾語がそぎ落とされ、相手にもまっすぐに伝わっていきます。言葉が整備された文章を脳でつくるときには思考系脳番地をものすごく使っています。

まわりくどい文章になってしまうのは、思考系脳番地が弱いことが原因です。論理の組み立てをせずにいきなり話し始めるため、継ぎ足しに継ぎ足しで言葉が多くなります。自分がまわりくどく話している自覚はまったくなく、「良い比喩を入れられて、響いただろうな」なんて思うくらい周囲の認識とのズレがあることも。

その場で思いついたとおりに話し、話した内容を自分で忘れてしまうため、同じ話が2度出てきたり、話がだらだらと長くなったりする傾向があります。

自分の話し方や文章がまわりくどくないかを知るためには、伝えたいことを英語にしてみることがおすすめです。

英語は「結論から伝える」という構成になっていることはもちろん、文法の複雑さにかかわらず、おそらく多くの人は、日本語並みのボキャブラリーを持ってはいないため、スッキリとした文章にしかならないのです。

まわりくどく話せるのは母国語だからです。

英語にした途端、極めてシンプルな文章になります。一度シンプルな文章に落とし込むことで、自分の言いたいことが明確になるのです。元の日本語の文章と比較してみると、結論にたどり着くまでの道のりがどれだけまわりくどくなっていたかを客観視できるでしょう。

特にぐずぐずする人は「主語」と「動詞」が曖昧になっている傾向があります。例えば「私は13時に行きます」と言えばいいことも、「他の人は12時に行くみたいなのですが、その前の予定も詰まっていて、もしかしたら間に合うかもしれないのですが、でも予約もありますし……」とまわりくどくなりがちです。

「主語」と「動詞」がわかれば相手にも伝わり、自分のやるべきことも明確になります。英語に置き換えてその2つが抜けていないか、確認してみてください。

また、話している途中に、ちゃんと伝わっているのか心配になったときは、素直に「自分の言っていることがわかる？」と聞きましょう。

まわりくどい話し方をしてしまうときには、相手の理解度に配慮できていないことが多いものです。

伝わっていない、相手に配慮できない、ただのおしゃべりよりもマイナスの会話にならないためにも、**常に相手が自分の話についてきてくれているか、話の途中で相手の理解度を確認しながら進めましょう。**

「比喩を使いすぎてわかりにくいよ」「もう少し具体的な例を入れてよ」とわかりづらい点を指摘してもらうことで、まわりくどさが減り、伝えるべき結論に短い時間でたどり着くようになるでしょう。

話し方には癖があるので、次からも気をつけられるようになるはずです。

27

すぐやることを忘れる

思いついた瞬間に
メモすれば
絶対に思い出せる

記憶が塗り替えられる前に記録する

「あれ、なんで冷蔵庫開けたんだっけ？」と、ついさっきまで考えていたことを忘れてしまう。あまりに忘れっぽくて病気を疑ってしまうほど。

こうした人の脳は、記憶系脳番地の働きが非常に弱くなっています。

記憶系脳番地が働かないと、記憶がうまく蓄積されずにどんどん塗り替えられてしまいます。**今、目の前にあることに注意が向かってしまうので、「やろうとしたこと」が次から次へと入れ替わってしまうのです。**

冷蔵庫のプリンを食べようと、椅子から立ち上がって動き出したら、運動系脳番地を使い始めるため、最初の「プリンを食べたい」という記憶へと戻ることができないのです。

この現象は、運動系脳番地が先に動くために起こってしまいます。

思いついたときと、歩いている最中とでは使っている脳番地が違うため、冷蔵庫の前に立つと、「何をとりにきたんだっけ？」ということになります。

私はまさにこうしたタイプでしたので、1秒前に考えたことを「忘れる」前提にして、いかに忘れたことを思い出すか、その工夫に試行錯誤しました。

そしてたどり着いた方法は非常にシンプルで、**自分が次の瞬間に何をするのかを1行でもいいからメモすること**。冗談ではなく次のようなレベルでとにかくメモをしています。

「あの患者さんへの治療はこうしたらいいかも」
「取材で問われたことにはこう答えればよかったな」
「次のラジオではこの話題について話そう」

どんなに小さなことでも思いついたらすぐにメモする。それを何回も繰り返し習慣にして脳を変えてきました。動き出した瞬間に忘れるという脳も記憶系脳番地を鍛えて、動く脳にすることができるのです。

ですからまずは、メモ帳とペンを常に持ち歩くようにしてみましょう。スマホにもメモ機能はあるので、そちらを使ってもよいでしょう。

また、もう一つのポイントは、行動を細切れにすることです。AとBとCもする、と同時に動くのではなく、**Aが終わったらB、Bが終わったらCと、一つやるべきことを終えてから次に移るように意識してみましょう。**

作業の途中に気づいたら他のことを進めてしまっている、という人にもおすすめです。TODOリストの中でまず順番を決めて、一つ一つの作業を完了していきましょう。

そうすると、途中で他の作業に移ることがなく、目の前にあるやるべきことから取り組むことができ、作業の漏れも防ぐことができます。

28

いつも締め切りぎりぎり

各作業にかかる時間から逆算すると確実なスケジュールになる

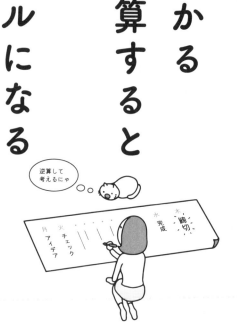

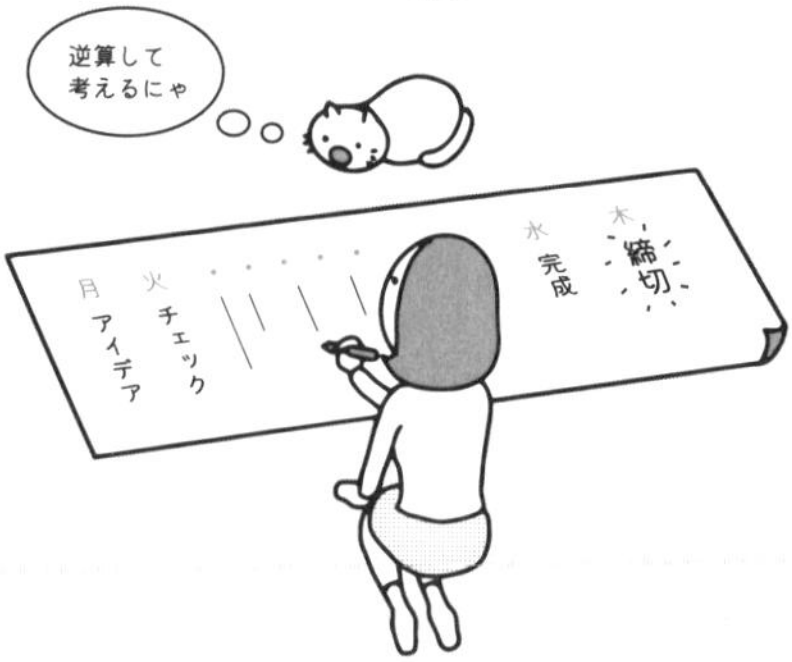
逆算して考えるにゃ
月
火
水
木
アイデア
チェック
完成
締切

「手がかかる」「手が止まる」ことをリストアップ

「締め切りに間に合いそうもありません」と報告してくる部下に対して「締め切りを守るように」と上司がいくら言っても、どうにもなりません。

部下にも自分が立てた計画を守ろうという気はあるのですが、こうした人は結局ぎりぎりになるか、締め切りをすぎてしまいます。

いつも間に合わないのであれば、本当の締め切りの数日前に自分の締め切りを設定するなどの方法もありますが、これでは根本的な解決にはなりません。

何度かはそれでうまくいっても、「本当の締め切りはその先だから」と、結局ぎりぎりの進行に戻ってしまいます。

「締め切りに間に合わない」のはぐずぐず脳の仕業です。締め切り日を前倒しするくらいの手法ではぐずぐず脳を撃退することはできません。

実は、こういうタイプの人には計画を立てる以前の問題があります。計画を進めていく具体的なイメージができていないために、締め切りどおりに動くことができないのです。

日程だけを決める計画は、守れなくなることが決まり切っている理想計画にすぎません。確実に納期を守れるようにするには、計画を立てる前に、自分の進行のどこでブレーキがかかるのか、それを解決することにどれくらい時間がかかるか、**手が止まる点や手がかかる点を書き出してみることです。**

例えば、私が書籍を執筆するときには「第3章のテーマは資料集めや分析が必要だな」など、最初に手が止まる点を、全体を見渡して書き出していきます。編集者のチェックが入って修正し、修正原稿の見直しには時間がかかるなど、手がかかりそうな点も書き出すのです。

すると、全体の作業の中で、どこが大変で、どこに時間がかかるのかが見えてくるわけです。そうしてそれぞれの作業にかかる時間を推定し、他の仕事のスケジュールとも照らし合わせて、そこで初めて書籍の仕事の計画が立てられるのです。

「ここの作業はこれくらいの日数がかかるため、この日に提出できる」ということが自分でわかり、日程だけを決めた計画と比べ物にならないくらい、説得力のある計画が出来上がります。もし余裕を持たせるなら、そこにプラスした日付を相手に伝えればいいのです。

こうした計画の立て方をしていくと、思考系脳番地が鍛えられてぐずぐず脳も改善していくでしょう。確実な締め切りを自分から提案できる人になれるのです。

29

モチベーションが上がらない

体を動かすと何がモチベーションになるのかわかってくる

モチベーションは動かないと生まれない

「モチベーションが上がらない」と嘆く人がいますが、それは当たり前です。モチベーションは待っていても降ってきません。

人間の体は動くことによって、動機すなわちモチベーションが上がるようになっているのです。

やりたいことが見つからない、モチベーションが上がらないというのは単純に動いていないからです。天からいつか降ってくると、待っていてもその時は訪れません。

「動機」つまり、動く機会を与えなければモチベーションは生まれないのです。

とにかく動いて、さらに動いて、そうしていくうちに自分の中のモチベーションに気づくことができます。

「この仕事はしたくない」と気づくのも続けたからこそ。そうして違う仕事を探して「これをしてみたい」と思うのも体験してみたから自覚する思いなのです。

やる気になれないからと部屋に引きこもっていては、ますます悩みは深まるばかり。これは「動いたらモチベーションが上がる」という脳の仕組みを知らずに、悩む方向へと脳を使っているからです。

モチベーションを上げるためには、とにかく体を動かすこと。毎日同じくらいの歩数を歩くなど、運動系脳番地を刺激しましょう。

「なぜこの道を歩くのか」「どうして急いでいるのか」、ただ歩いているように見えても、そこにはすべて動機があります。動いてみたら自分の思考を振り返って「動機」を探ってみましょう。

もし、その動機が自分の意志によるものでない場合は注意が必要です。

「仕事をしたり、コミュニティに参加したり動いているのにやる気が出ない」という人は動き始めたときまでさかのぼって、決断が自分の意志でなされたのか、周りの空気に流されて始めたのかチェックしましょう。

人は周囲にひっぱられて動いてしまうことがよくあります。「友人が誘ってくれたから一緒に英会話を習っている」「商社に行けば安定とみんなが言っていたから就職した」など、周りの意見に流されて動き始めていないかを振り返ってみてください。そこにモチベーションが上がらない原因が見つかるかもしれません。

時々、自分の行動を振り返って、動機の判断基準を見直すことも、モチベーションアップにつながる大切な作業です。

自分が何によって動かされているのか、それを常に考えるよう意識してみましょう。

または、やるべきことの後に楽しみをつくることも有効です。例えば仕事の後に友人とのごはんの約束を入れる、ライブのチケットをとる、週末に趣味の釣りに行く、など。

自分の好きなことを行動の合間に入れておくと、その前にある「やるべきこと」についても相乗効果でモチベーションが上がります。

楽しみな約束がある日は自然と仕事が捗ったりしますよね。それを一日の中で細かく組み立てるのもおすすめです。この作業が終わったら、おいしいランチを食べる。この打ち合わせが終わったらコーヒーを入れて少し休憩するなど、小さな楽しみをちりばめると、モチベーションも保つことができます。

習慣にも新しい情報を入れると脳がマンネリ化しなくなる

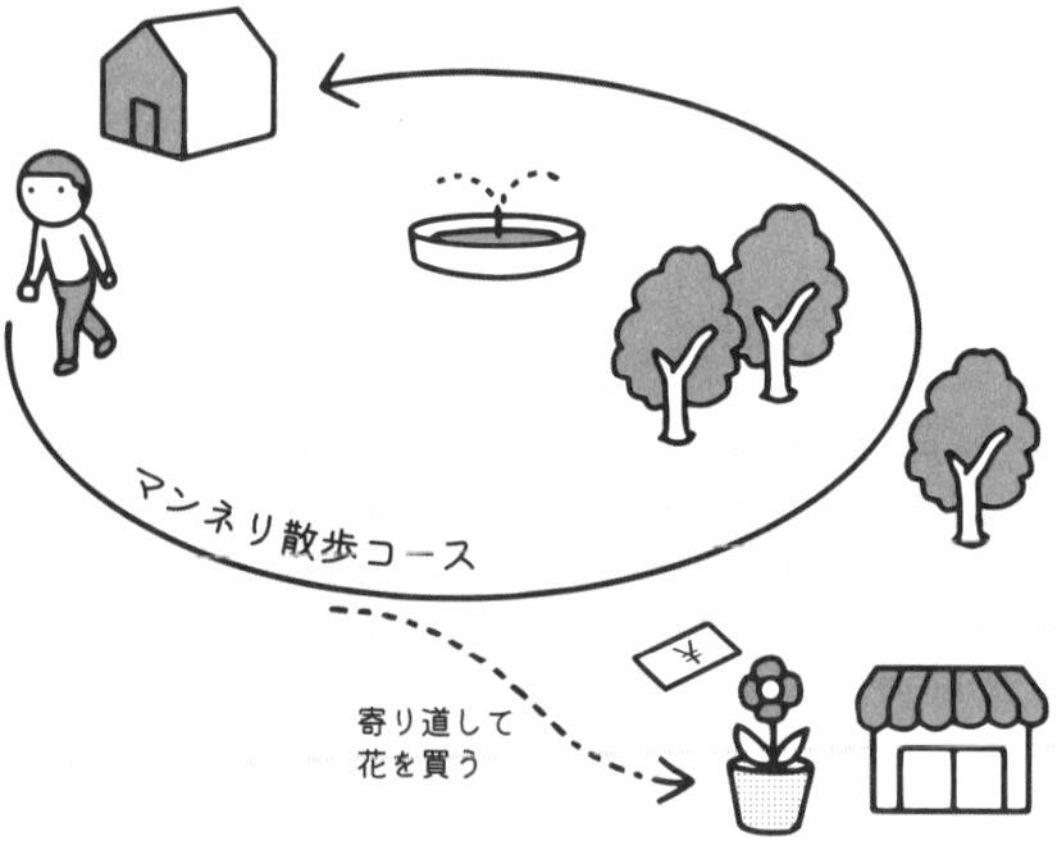

新しい情報を入れて脳のマンネリ化を防ぐ

何かを続けられないのは「やらされている」と思っているからです。「やらされている」「やってあげている」という思いがあると、思考系脳番地がうまく働きません。そうすると新しい発見を求めなくなるので、毎日が同じことの繰り返しで、新鮮さが失われてマンネリ化してしまうのです。

脳はマンネリ化した作業の継続が大の苦手。

決まった脳番地だけが使われることに、脳内では使われていない脳番地からブーイングが起こります。それが「続けたくない」というぐずぐずとして表れるのです。

マンネリ化を防ぐためには、常に脳に新しい情報を入れることです。脳は新しい情報を得ると神経細胞が新しく生まれ変わるので、飽きずに一つのことを継続できるようになります。

例えば、同じことの繰り返しに思える習慣の中にも新しい情報は入れられます。

「朝の散歩の帰りに花屋で花を買おう」
「筋トレの後にサウナに行ってみよう」
「新しい調味料を買って料理してみよう」

そんな風に小さなことでもいいので、新しいことを取り入れてみてください。日々さまざまな脳番地が使われることで、飽きずに継続する脳の仕組みが出来上がるはずです。

大切なのは、習慣を単体としてとらえないこと。「散歩」だけで考えるとめんどうに思えても、その帰りに花屋に寄る、カフェでコーヒーを買うなど、付加価値を与えることでマンネリ化を防げます。

もし、他のモチベーションが見つからなければ、「ぐずぐずしないリスト」をつくってみるのもいいでしょう。どんな人でも、どこかにモチベーションになるものを持っているはずです。

何をするときに自分はぐずぐずしないのか、好きな音楽を聴くとき、本を読むとき、友人と会うとき……思いつく限り挙げてみましょう。

そこで見つけたモチベーションを組み合わせることで、飽きない習慣を身につけることができます。

私が脳科学を40年以上継続しているのは、クリニックでの臨床、講演、新聞・雑誌への掲載、テレビ・ラジオへの出演など、脳科学とひと言でくくれないほど多岐にわたる活動を日々しているからです。

一日の中でいくつもの仕事をこなすので、その都度違う脳番地が使われて、脳はフル稼働。新しい情報がいくつも押し寄せるため、マンネリ化することはありません。

よく「成功体験を重ねていくとよい」といいますが、こうして**日々新しいことを見つけることは、それだけでも成功体験になります**。マンネリ化対策のおまけに成功体験まで得ることができるのです。

31

片付けが苦手

「片付け」を終了地点にすると行動の範囲に組み込める

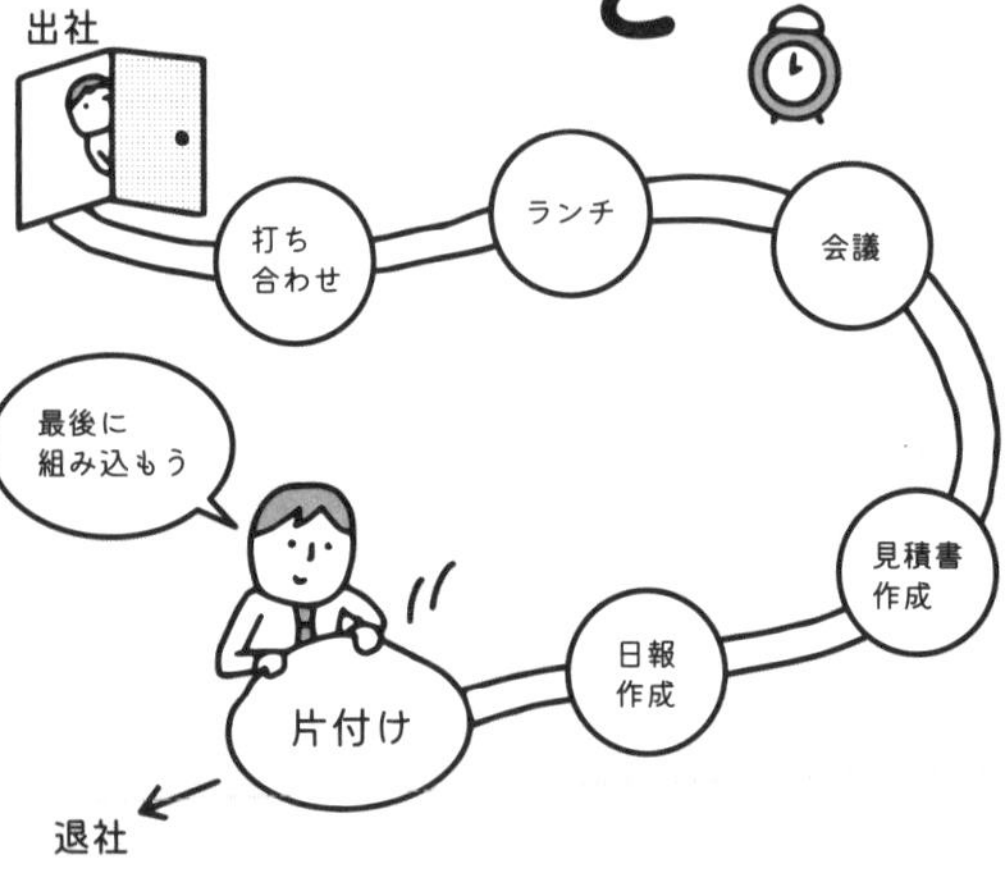

行動の「オフ」地点を後ろにずらす

片付けができないのは「片付け」を自分の行動の範囲に入れていないからです。

例えば、食事の後片付けをしない人は、食べ終わった段階を食事の終了地点に設定しています。お皿を下げる、洗う、食器棚に戻すという行為は食事という枠に入っていないため「しなくていい」と脳が判断しているのです。

一方、家事が自分の仕事だと認識している人の脳では、食事は後片付けまでを含んでいます。食事の終了地点が片付けられない人より、3段階ほど後ろに設定されているのです。

食べ終わったところが終点↓片付けられない人
片付け終わったところが終点↓片付けられる人

どこにオフにするスイッチを置くかで、片付けられるか、片付けられないかが決まるというわけです。片付けられない人が片付けられるようになるためには、オフにする位置を後ろにずらすことが有効です。

また、片付けが苦手な人は「捨てる」ことが苦手な傾向もあります。脳番地でいうと記憶系脳番地と感情系脳番地がうまく働いておらず、過去にこだわるため捨てられないのです。

片付けと捨てることは別のことだと考えがちですが、不要なものを捨てると実際ものの数が減るので、片付けもしやすくなります。

まずは、片付け＝捨てる、という認識を持ちましょう。

そして「捨てる基準」をつくると、ものは捨てやすくなります。

例えば、捨ててもいい順番でランキングをつけること。これが逆になるとものが捨てられなくなりますが、「捨ててもいい」ランキングなので、上位に挙がったものから捨てやすくなります。

それにプラスして片付けのスケジュールをつくるのも有効です。ごみ捨てのように、月曜にはこれを捨てる、火曜日にはそれ、水曜日には……といったように、予定を組んでしまえば実行しやすくなります。

また、視覚系脳番地がうまく働かないために片付かない人もいます。こうした人は部屋を全体でしかとらえないため、片付けが果てしない作業のように思ってしまいます。

片付けに関しては、その日にすべてきれいにする必要はありません。

その場合は「今日はこの一角に絞って片付けよう」と、一部に限定して片付けるよう意識すると、ハードルを下げることができます。

片付ける時間は、脳がよく働く午前中がいいでしょう。効率的に動くことができますよ。

32

だらだら残業する

仕事のピークを午前中に設定すると質と効率がぐっと上がる

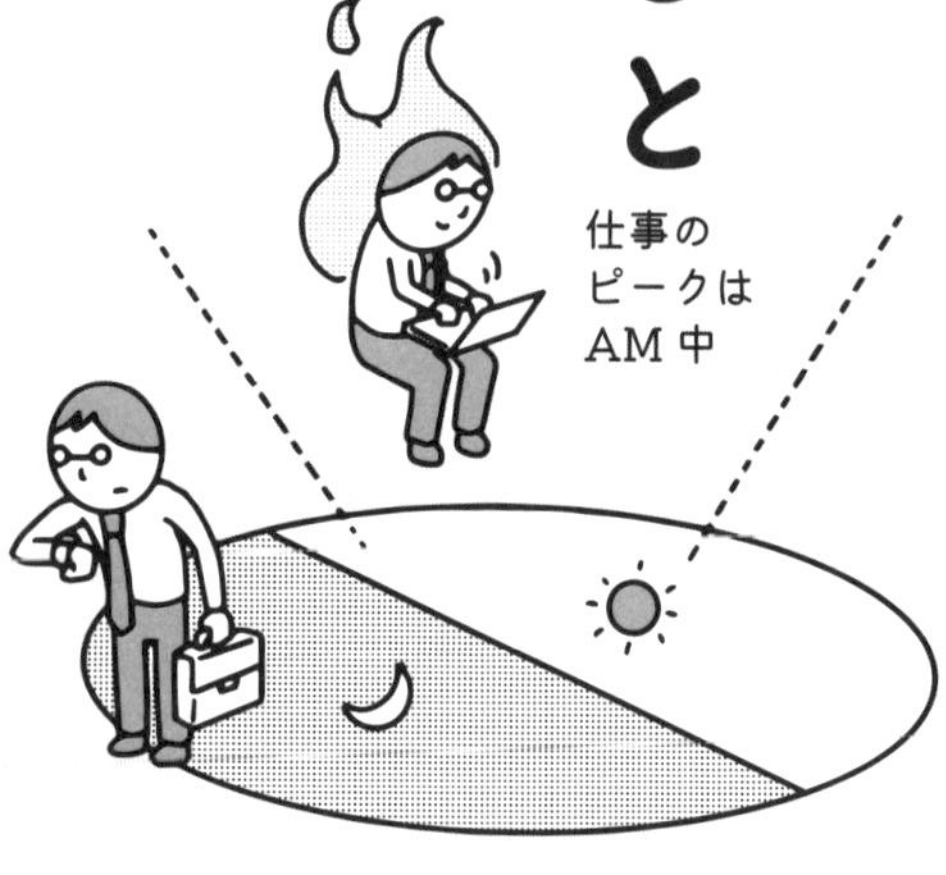

仕事にピークをつくると効率的

自分の仕事のピークをどこに置いていますか？

夜になったらやる気になるという人は要注意。ただ最も危ないのは、仕事のピークがどこにあるのかわからない人です。

仕事のピークを自分でわかっていないと仕事がどんどんずれ込んでいきます。深夜残業をして、それでもまだ終わらず次の日に持ち越し。でも寝不足で翌日は使い物にならず結局また終わらない……という負のループにハマっていきます。**だらだらと残業してしまう人には仕事のピークがないのです。**

また、深夜にピークを置くことが良くないのは脳の働きが落ちるからです。人間の脳は夜に休むようにできているため、ピークを持ってきてもあまり効率が良くありません。

みんなが寝静まった時間帯に仕事をしていることが「頑張って仕事をしている」感

覚を生んでしまうこともあるので要注意です。

残業時のクオリティに期待するのはとても危険。振り返ってみると、ただそこにいるだけで何も進んでいない、なんてこともよくあります。

仕事はかけた時間よりも、結果や質が重要だと考えて、夜遅くになった場合はすぐに切り上げましょう。

仕事のピークを置くのに最適なのは午前中です。午前中は脳が非常に活性化するので、大事な仕事は午前中に入れるとよいでしょう。

そのためには、根本的な生活改善も必要です。「仕事が終わらないから」と夜中まで起きているのはやめて、思い切って早く寝てみましょう。

朝早く起きてピーク時に仕事を頑張る習慣をつけると、無駄な残業も減っていくはずです。

そして朝のピーク時にまずやるべきなのは、すぐに処理できること。例えばメールのチェックと返信など、すぐに終わることから取り掛かりましょう。

こうしたちょっとした作業も、脳が働いていないと余計な時間がかかってしまいます。脳がよく働く朝にすぐ処理してしまうようにしましょう。

その次にするべきなのは、何かを考える作業。資料を読んだり、企画を考えたり、頭を使う作業を行いましょう。

このように午前中にピークを持ってくると、午後も脳が活性化して集中することができます。

できるだけ残業はないほうが効率的ですが、どうしても時間が足りないときもあると思います。

その場合は1週間単位でピークの日をつくるようにしましょう。例えば1週間の中で「残業しない日」をつくること。月曜日と水曜日だけは早く帰るなど、メリハリをつけることでだらだら残業することがなくなっていきます。

おわりに

私のクリニックには、日々さまざまな悩みを抱えた人がいらっしゃいます。

人前で話せない、文章を読むのが苦手、仕事がうまくいかない……。

私は脳内科医なので、カウンセラーのようにお話を聞いて助言をするだけではなく、脳を見て一つの「脳診断」を出してから、その結果に基づいて助言をしたり、脳の使い方やトレーニング法を提案したりします。

医師としての脳の診断結果に基づいた助言なので、たまにきついことを率直に言わなければならないこともあります。

それでも、ほとんどの人はスッキリした顔で帰っていきます。

なかには、私からの助言を聞く前に、診断を聞いただけで解決したようなお顔をされる人もいるほどです。

ほとんどの人が、お会いする度に生まれ変わったような姿でいきいきとお話しします。

なぜ、ＭＲＩ脳画像を使った「脳診断」を見るだけでも、それだけ変わることができるのでしょうか？

それは、ほとんどの人が、自分のことをよくわかっていないからだと思います。

この本で紹介してきたとおり、心の悩みとしてとらえていたことも、ほとんどが脳で起こった現象の一部を切り取っただけのものです。

自信が持てないのは、自分の容姿や能力のせいではなくて、自分に対する感情が育っていないから。コミュニケーションが苦手なのは、話し方の問題ではなくてまず相手を見ることができていないからです。

私たちが普段自覚していることは、脳の中から見るとほんの一部でしかありません。

だからこそ、私が脳を見て「診断」をするように、本当の問題や解決策が見つかることで、たくさんの人が安心できるのです。

悩みの根源は何か、本当はどうしたいのか、自分にはどんなことが向いているのか。

誰に聞いても答えを教えてもらえなかったことも、自分の脳が教えてくれます。

ただそれは、必ずしも脳のＭＲＩ画像を撮らなければいけない、ということではありません。脳を見ればあなたの悩みはわかりますが、逆に言えば悩みから脳で何が起こっているかを探ることもある程度できます。

この本で紹介してきたように、悩みができたらまず、脳では何が起きているのか、考えてみてください。

それこそが、「こころのもやもやを脳のせいにする」ことになります。

何度も言いますが、自分が心で自覚していることは、脳で起きた現象のほんの一部です。

だからこそ、その一面だけで、あなたをとらえてほしくないのです。

こんな風に話していますが、この本で紹介した悩みに私自身も苦しめられてきました。

幼い頃は音読ができずに他人の目が気になりましたし、学生のときには知識がないことに焦りました。人と目を合わすことも苦手で苦労しました。そして今でも度忘れがあるので、メモ帳が手放せません。

誰にでもどうしても苦手なことや、気が進まないことはあるものです。

でもそれは、「どうしても」ではないかもしれません。ネガティブな人がポジティブになる、というと大変な感じがしますが、感情系脳番地を刺激して、自己感情を育てる、と言いかえると、少し解決への糸口が見えてきます。

人は脳から変わることができます。

言ってみれば当たり前のことですが、きっとたくさんの人がこのことに気づけていません。

嫌なことがあったらすぐに自分を責めないで、「これって脳のせいじゃない？」と転換してみてください。そうすると、いつの間に心がラクになって「なんとかなるかも」と思えてくるはずです。

この本を通して、悩める人の心が少しでも軽くなることを願っています。

加藤プラチナクリニック院長
脳内科医・医学博士
加藤　俊徳

加藤俊徳（かとう としのり）

新潟県生まれ。脳内科医、医学博士。加藤プラチナクリニック院長。株式会社「脳の学校」代表。昭和大学客員教授。脳番地トレーニングの提唱者。発達脳科学・MRI脳画像診断の専門家。1991年に、現在世界700カ所以上の施設で使われる脳活動計測「fNIRS（エフニルス）」法を発見。1995年から2001年まで米ミネソタ大学放射線科でアルツハイマー病やMRI脳画像の研究に従事。ADHD、コミュニケーション障害など発達障害と関係する「海馬回旋遅滞症」を発見。帰国後、慶應義塾大学、東京大学などで脳研究に従事し、「脳の学校」を創業、加藤プラチナクリニックを開設し、独自開発した加藤式脳画像診断法（MRI脳相診断）を用いて、小児から超高齢者まで1万人以上を診断・治療。現在加藤プラチナクリニックのADHD専門外来では、ADHDコンプレックス（併存疾患型ADHD）を疑われる人の得意・不得意な脳番地を診断し、学習指導、適職指導や薬だけに頼らない治療を行う。

著書には、『アタマがみるみるシャープになる!! 脳の強化書』（あさ出版）、『部屋も頭もスッキリする！片づけ脳』（自由国民社）など多数。

著者によるMRI脳画像診断を希望する方はクリニック（03-5422-8565）まで。

加藤プラチナクリニック公式サイト https://www.nobanchi.com
「脳の学校」公式サイト https://www.nonogakko.com

こころのもやもやを
脳のせいにしてラクになる方法

2021年8月30日 第1版 第1刷発行

著 者　　加藤俊徳

発行所　　WAVE出版
〒102-0074 東京都千代田区九段南3-9-12
TEL 03-3261-3713　FAX 03-3261-3823
振替 00100-7-366376
E-mail: info@wave-publishers.co.jp
https://www.wave-publishers.co.jp

印刷・製本　　中央精版印刷株式会社

NDC491　207p　19cm　ISBN978-4-86621-354-5